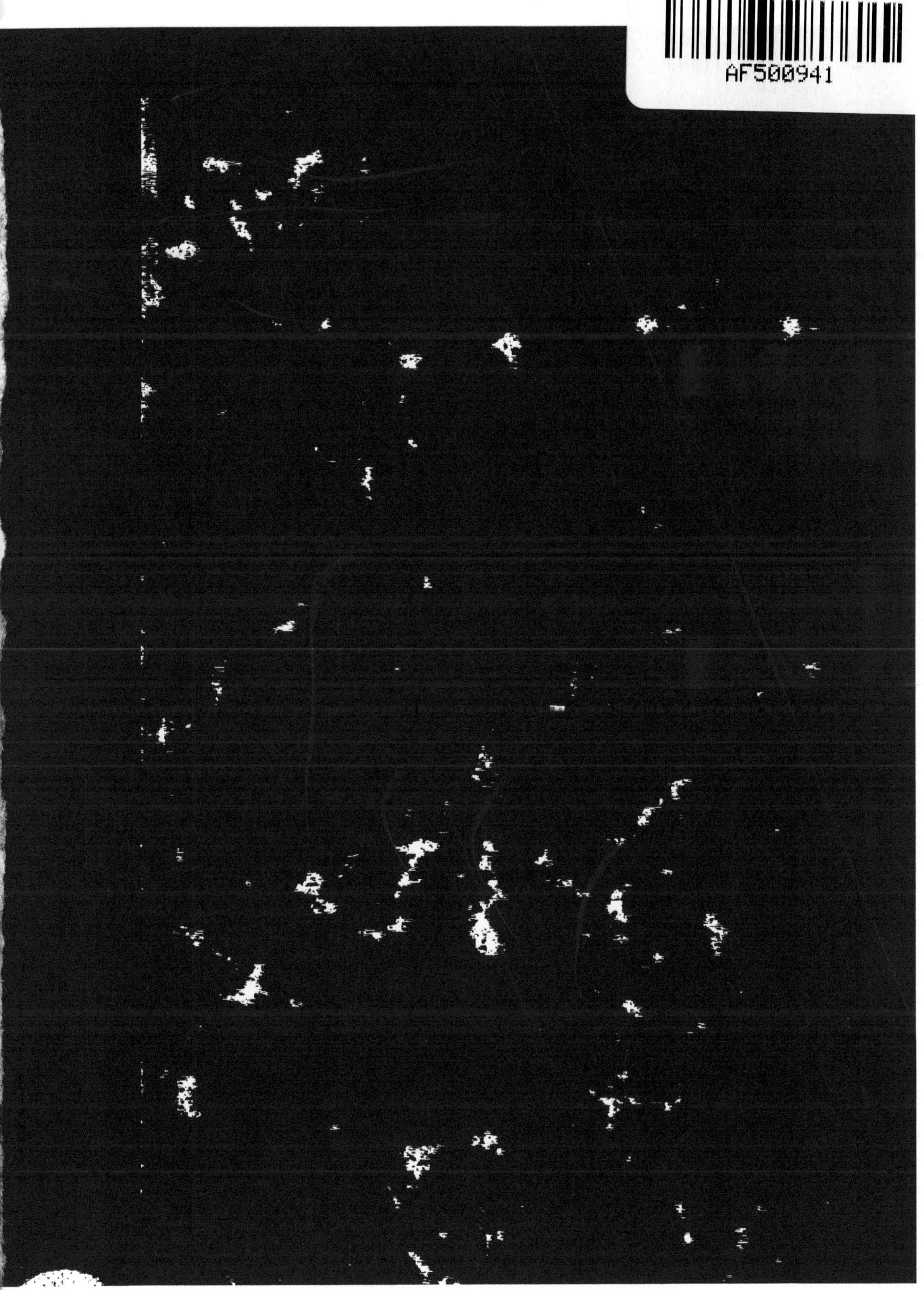

DU MODE
DE DISTRIBUTION
ET DE LA
TERMINAISON DES NERFS
DANS LES MUSCLES LISSES

PAR

A.-W.-L. HÉNOCQUE

DOCTEUR EN MÉDECINE

Ancien interne, lauréat des hôpitaux de Paris.
(Concours pour l'internat 1864 : Prix Barbier, premier interne).
Première mention, concours des internes, 1868.
Médaille du choléra, 1866.
Membre de la Société anatomique et de la Société micrographique.

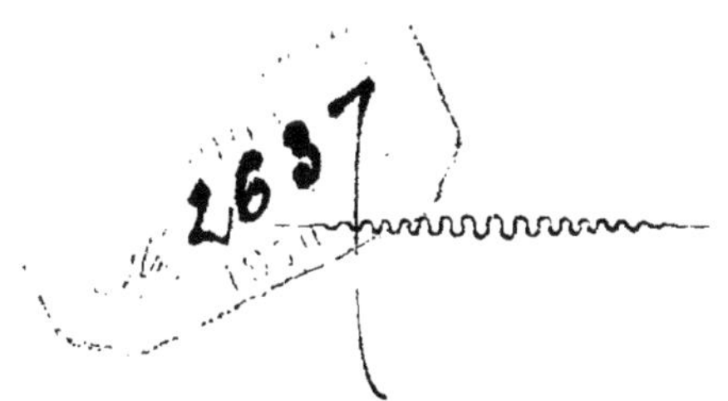

PARIS

A. PARENT, IMPRIMEUR DE LA FACULTÉ DE MÉDECINE

31, rue Monsieur-le-Prince, 31.

1870

INTRODUCTION

Le mode de terminaison des nerfs dans les muscles composés de fibres lisses, est une des parties de l'histologie normale les moins connues ou les moins explorées. Je l'ai choisi pour but de recherches qui ont été poursuivies depuis plus de six mois. La thèse que je présente est consacrée à l'exposition des résultats auxquels je suis arrivé, et d'un aperçu général du mode de distribution des nerfs dans les muscles lisses. Cette étude des nerfs, depuis leur entrée dans les organes contenant les muscles lisses, jusqu'à leur terminaison à la fibre musculaire, comprend à la fois la relation des faits que j'ai observés et un essai de généralisation qui rendra moins aride l'étude spéciale de la distribution nerveuse dans chaque organe.

Pour les faits, j'ai l'espoir d'en démontrer l'exactitude et de les voir vérifiés et appuyés par d'autres observateurs. Quant à la réunion synthétique de ces faits, je ne me dissimule pas que, sur plusieurs points encore incomplétement connus, elle est destinée à être discutée ou améliorée.

Ce travail sera divisé en deux parties :

La première, consacrée à l'étude générale du mode de distribution et de terminaison des nerfs dans les muscles lisses, comprendra la description des diverses parties du réseau nerveux, nerfs, ganglions, renflements et terminaisons, puis les données historiques générales, et enfin les procédés techniques applicables aux divers organes.

Dans la seconde, les notions précédentes seront développées ou complétées à propos des principaux organes qui contiennent des muscles lisses. Les particularités historiques, anatomiques, et techniques spéciales à chacun de ces organes y seront exposées dans l'ordre suivant :

Vessie, tube digestif, utérus et et annexes, vaisseaux, iris, canaux excréteurs (uretère).

Les indications bibliographiques seront réunies en index bibliographique, et un certain développement sera donné à l'explication des planches.

Je grouperai dans un chapitre à part les conclusions générales qui auront déjà été indiquées en différents endroits.

Remarque. — En adoptant comme unité de mensuration le millième de millimètre désigné sous le nom de micromillimètre ou par abréviation micra, j'ai suivi un bon exemple donné par Listing, Vogel et Kolliker. Le micra est égal à 0,001 millimètre; 10 micra = 0,01 mm. 1,5 micra = 0,0015 mm.; 0,1 micra = 0,0001. On évite ainsi les erreurs d'appréciation ou de typographie liées à la présence d'un grand nombre de zéros.

DU MODE DE DISTRIBUTION

ET DE

LA TERMINAISON DES NERFS

DANS

LES MUSCLES LISSES

PREMIÈRE PARTIE

CHAPITRE Ier

DISPOSITIONS GÉNÉRALES.

Quand on suit par la dissection, et à l'aide de la loupe, les nerfs qui se rendent à un organe riche en faisceaux musculaires lisses, tel que la vessie, on voit des troncs nerveux pénétrer sous la couche péritonéale, se ramifier à la surface de la couche musculaire, pénétrer dans les faisceaux qui la composent, et former des plexus qui accompagnent les rameaux vasculaires.

Ces plexus renferment les nerfs destinés à l'organe, par conséquent les nerfs qui se distribuent à la muqueuse, aux vaisseaux et aux muscles lisses.

Ces nerfs présentent en outre une particularité

remarquable, c'est l'existence de nombreux ganglions situés sur leur trajet et déjà reconnaissables à l'aide de la loupe. A un faible grossissement, on peut constater que les branches nerveuses composant les plexus, ont des diamètres très-variables, que certaines d'entre elles semblent s'unir étroitement aux vaisseaux, que d'autres s'arrêtent dans les faisceaux musculaires, et qu'en définitive du plexus général naissent des branches fines qui se perdent dans les divers tissus constituant l'organe.

Les anatomistes en sont restés longtemps à ces simples notions, et même, à la lecture de nos traités classiques d'anatomie, il semble que, jusqu'à présent, nos connaissances certaines n'aillent pas beaucoup plus loin

Cependant si, à l'aide du microscope et de grossissements assez forts, on étudie des portions des faisceaux de muscles lisses qui s'entre-croisent dans les parois vésicales, on retrouve des rameaux nerveux très-ténus, qui s'insinuent entre les fascicules constituant le faisceau musculaire, et se dirigent longitudinalement dans le sens des fibres lisses composantes, ou bien s'anastomosent entre eux, en traversant transversalement les fascicules de fibres musculaires lisses. Les mailles qui résultent de ces anastomoses ou de ces divisions forment un réseau ou plexus réticulaire.

Ce plexus est remarquable par l'existence, aux angles des mailles, de nodules ou renflements irrégulièrement triangulaires, quadrangulaires, ou ovoïdes. Klebs le premier, en 1863, et Beale ont décrit, dans la vessie, ce réseau, et ils ont cru y voir la fin des nerfs des muscles lisses.

Poursuit-on les recherches avec des objectifs à immersion et puissants, on voit que des branches du plexus naissent des fibres d'une ténuité extrême, apparaissant comme de fins linéaments à un grossissement de 600 diamètres, et qui, s'insinuant entre les fibres musculaires lisses, se subdivisent et semblent s'arrêter dans la substance même de la fibre musculaire lisse, dans le noyau, et aussi dans la substance qui sépare les fibres lisses, sorte de matière cimentaire. (*Kitt substance* des Allemands). Ces fibres ou filaments grêles présentent de petits nodules ou renflements en bouton, ponctiformes, qui sont situés au niveau des divisions, ou semblent un renflement terminal des filaments.

On les retrouve dans le noyau, ou en dehors, dans la substance granuleuse qui surmonte les deux extrémités, ou bien encore à la surface et à l'intérieur des fibres musculaires lisses, enfin entre ces éléments.

En résumé, dans la disposition des nerfs de la vessie qui est prise comme exemple, deux grands faits dominent :

1° L'existence d'un plexus d'origine situé dans le tissu lamineux ou connectif qui entoure et sépare les faisceaux musculaires ;

2° L'existence d'un plexus ou réseau nerveux, plus délicat, situé à l'intérieur même du faisceau musculaire.

Nous désignerons le premier sous le nom de *plexus fondamental* ou *extra-musculaire*, le second sous le nom de *réseau intra-musculaire*.

Quant aux rameaux nerveux qui unissent ces deux plexus, leur position, leur rôle, et nous le verrons bientôt, leur structure elle-même, indiquent naturellement la dénomination de *réseau intermédiaire* qui leur sera appliquée.

Les dernières divisions nerveuses qui naissent du réseau intra-musculaire seront désignées par nous sous le nom de *fibrilles terminales*.

De l'étude de la distribution nerveuse dans divers organes est résultée pour nous la possibilité de comparer à cette description sommaire des nerfs de la vessie la description particulière à chacun des organes contenant des fibres lisses.

En définitive, il est possible d'établir un type général de la distribution des nerfs dans les muscles lisses.

Les différences surtout apparentes, ou portant sur des détails, deviennent beaucoup moins sensibles quand on considère les couches musculaires organiques comme représentant de véritables muscles.

En effet, quelle que soit la disposition de la couche musculaire lisse, qu'elle soit disposée en cylindre comme la couche circulaire de l'intestin, ou en sphincter comme dans l'iris, en bandes longitudinales (intestin), en faisceaux aplatis ou arrondis et entrecroisés (vessie), on peut considérer le muscle lisse comme un composé de faisceaux séparables à l'œil nu, et entre lesquels se trouvent du tissu lamineux et des vaisseaux.

Ailleurs, la distinction est plus difficile; ainsi, dans la couche circulaire des petites artères, il semble que le muscle soit constitué par une simple couche annulaire de fibres musculaires, mais dans son ensemble elle est séparée des autres tuniques par du tissu lamineux et du tissu élastique.

Dans l'utérus, les cornes ou les trompes, où les faisceaux sont peu distincts, nous verrons que, pour la distribution nerveuse, il est bon de considéer l'utérus comme un gros muscle lisse.

Grâce à des distinctions de ce genre, on peut résumer brièvement le mode de distribution des nerfs dans les muscles lisses sous forme des propositions suivantes :

1° La distribution des nerfs dans les muscles lisses se fait d'une manière analogue, d'une part, chez l'homme et chez les vertébrés où elle a été observée, et d'autre part dans les divers organes à fibres musculaires lisses;

2° Les nerfs, avant de se terminer dans les muscles lisses, se distribuent en trois plexus ou réseaux :

(a) un *plexus fondamental* muni de ganglions nombreux et siégeant en dehors du muscle lisse.

(b) un *plexus intermédiaire*.

(c) un *réseau intra-musculaire* situé à l'intérieur des faisceaux de fibres lisses.

3° Les *fibrilles terminales* sont identiques partout où elles ont été vues; elles se subdivisent dichotomiquement ou s'anastomosent, et se terminent par un léger renflement en bouton, ou ponctiforme. Les renflements terminaux m'ont paru siéger dans les diverses parties de la fibre musculaire lisse, plus souvent autour du noyau, ou à la surface des fibres musculaires lisses ou enfin entre elles.

Remarque. — Pour ne pas dépasser la limite de généralisation qui peut nous être permise; nous signalerons les divers animaux pour lesquels ces propositions nous paraissent devoir être admises, et nous sont démontrées pour certaines parties des réseaux de distribution.

Homme, chien, chat, lapin, rat, cochon d'Inde, écureuil, veau, mouton, poule, pigeon, lézard, grenouille et quelques autres vertébrés.

Cette distinction de trois plexus ne m'est pas particulière, elle a été créée par Klebs et Arnold.

Avant que je ne connusse leurs travaux, envisageant la distribution des nerfs au point de vue de leur siége, j'étais arrivé à grouper ces plexus sous des noms différents, et que j'indique ici comme complément.

On peut diviser les nerfs des muscles suivant leur siége en :

Nerfs d'origine, ou *extra-musculaires ;*

Nerfs *inter-fasciculaires*, ou siégeant entre les faisceaux secondaires des muscles lisses ;

Nerfs *inter-fibrillaires*, correspondant au plexus intra-musculaire ;

Enfin nerfs *intra-fibrillaires* ou fibrilles terminales.

Ces divers nerfs constituent quatre réseaux correspondant *à peu près* aux précédents. Chacun des modes de division présente certains avantages suivant tel ou tel organe considéré, et comme le premier a l'utilité de permettre une concordance entre les travaux allemands et les nôtres, nous l'adoptons quant à présent, mais nous emploierons souvent les expressions qui nous sont particulières.

CHAPITRE II.

DU PLEXUS FONDAMENTAL, DU PLEXUS INTERMÉDIAIRE ; DE LEURS GANGLIONS ET ANASTOMOSES PLEXIFORMES.

A. *Plexus fondamental.* — En considérant comme plexus fondamental le réseau formé par les nerfs en dehors des muscles lisses, nous avons vu qu'il n'est pas toujours facile de lui attribuer des limites précises, car, dans la plupart des organes, ce plexus ne donne pas des rameaux exclusivement destinés aux muscles lisses. Cependant, en désignant sous ce nom le premier plexus nerveux qui existe autour des muscles lisses, et qui renferme des nerfs à moelle et des ganglions, on peut trouver une grande analogie dans les caractères qu'ils présentent dans les divers organes.

Les *nerfs* qui le constituent sont d'un volume variable ; ils renferment plus ou moins de tubes nerveux à moelle, entourés de périnèvre, et se ramifient en général dichotomiquement, formant des mailles allongées, rhomboïdales. Parmi ces branches, on en trouve de beaucoup plus fines, qui, se détachant du plexus, se portent directement dans les faisceaux musculaires après un trajet quelquefois assez long. Elles ne renferment que 2 à 4 tubes nerveux (ligament large, vessie, vaisseaux), ou sont formées par des fibres pâles, contenant des noyaux, présentant quelquefois un aspect fibrillaire, et au milieu d'elles le chlorure d'or montre des cylindres d'axe nus. On observe surtout ces fibres pâles et larges dans les branches efférentes des ganglions. En résumé, dans ce plexus, les fibres à moelle, variétés large, moyenne et fine, dominent, mais on trouve aussi des fibres pâles. Quant à présent nous ne pouvons fixer ni la quantité relative, ni le rôle des fibres de chaque ordre.

Quand, d'une part, nous aurons vu que les fibres à moelle elles-mêmes se continuent avec des fibres pâles, avec des fibres à noyau semblables aux fibres embryonnaires, et d'autre part si nous réfléchissons à la difficulté de nettement distinguer les fibres à moelle fine, les cylindres d'axe nus, et les diverses fibres pâles, rubanées, fibrillaires ou nucléées, nous comprendrons pourquoi on peut rejeter sur un plan secondaire la distinction de ces divers éléments.

B. *Plexus intermédiaire.* — Les nerfs qui réunissent le plexus fondamental et le plexus intra-musculaire, ne constituent pas un plexus aussi défini dans son siége ou sa structure que ceux-là. Il représente en réalité la diffusion des nerfs qui naissent du premier et constituent le second. Situé, en général, pour sa partie la plus considérable en dehors des muscles ou entre les couches musculaires, il pénètre dans l'intervalle des faisceaux lorsque ceux-ci forment une couche épaisse, annulaire, lamelliforme ou réticulaire (intestin, vessie). Il participe des caractères des deux plexus principaux. Les rameaux sont, en général, grêles, composés de deux à quatre tubes nerveux : les tubes à moelle deviennent plus rares, ils sont de la variété fine, et l'on y rencontre en plus grand nombre les fibres pâles, rubanées, à noyau. Beaucoup de rameaux qui la composent renferment, à côté de fibres pâles ou d'un certain nombre de cylindres d'axe nus, quelques fibres à noyau. Comme on le voit dans la figure 26 (troncs situés à droite) et dans la figure 15 (rameaux nerveux, situés à droite et au bord de la figure), ces rameaux sont, par rapport à l'axe longitudinal des faisceaux de fibres lisses, obliques, perpendiculaires ou parallèles. Ils forment plutôt des mailles très-larges, irrégulières et allongées autour des muscles à faisceaux grêles (vessie, dilatateur de l'iris), au contraire, courtes, plus ou moins rhomboïdales comme dans l'intestin, les vaisseaux. (Voy. fig. 25.) Ce plexus présente des ganglions et des anastomoses plexiformes comme le plexus fondamental, et aussi des nodules ou renflements, comme ceux que nous décrivons dans le plexus intramusculaire.

C. *Ganglions.* — Les ganglions du plexus fondamental ont les formes les plus variées, comme on le voit à l'inspection des fig. 1 (ganglions du plexus d'Auerbach), fig. 2 (ganglions de la vessie), fig. 11 (ganglions de la pie-mère), et fig. 12 (ganglions de l'estomac).

Tantôt ils forment des masses ovoïdes ou irrégulièrement arrondies, qui font saillie de tous côtés sur les nerfs qui les portent; tantôt ils n'occupent qu'une partie du trajet du rameau nerveux et sont en quelque sorte des hémi-ganglions; tantôt ils sont placés au centre de rameaux nerveux qui les circonscrivent et forment les bords d'une étoile à plusieurs branches.

Les rameaux afférents et efférents sont quelquefois d'égal volume, mais presque toujours il y a des rameaux efférents très-petits, qui souvent sont formés de fibres pâles ou rubanées.

Dans les ganglions pénètrent des vaisseaux sanguins, qu'il faut distinguer avec soin des rameaux nerveux.

Ces vaisseaux forment ordinairement, avant de pénétrer dans le ganglion, un réseau périphérique, d'où émanent des branches qui pénètrent dans l'enveloppe ou dans la masse ganglionnaire, et auquel se rendent celles qui en sortent. Nulle part ces rameaux ne sont aussi développés, aussi gros que dans les ganglions du plexus d'Auerbach, ce qui explique pourquoi certains observateurs, cherchant à étudier ce plexus sur des intestins dont les vaisseaux avaient été injectés, ont cru qu'Auerbach et ses successeurs avaient pris pour des nerfs et des ganglions les ramifications vasculaires. Aujourd'hui le doute ne me paraît plus possible, mais je crois qu'il y a là une disposition toute particulière qui mérite des recherches nouvelles.

Le nombre des ganglions varie; ici ils sont distribués inégalement sur le trajet des rameaux nerveux, quelquefois très-rapprochés (Ex. : fig. 4, 5, 6, 7, 8 et la fig. 9 qui représente la distance de ces ganglions à 30 diamètres de grossissement ; vessie de l'homme) ; là, ils affectent une disposition plexiforme remarquable (plexus de Meissner, et plexus d'Auerbach, fig. 1), et constituent un plexus ganglionnaire dont la richesse est véritablement extraordinaire, puisque, sur un millimètre carré de l'intestin, j'ai pu compter jusqu'à 15 ou 20 de ces ganglions.

La texture des ganglions est assez uniforme dans la plupart des organes; on distingue une membrane d'enveloppe qui peut être très-épaisse et renferme des noyaux nombreux. Dans le ganglion, on peut compter un nombre considérable de cellules nerveuses; nous en avons noté jusqu'à 40 ou 50, on en a vu davantage; Billroth et Kœlliker ont signalé des ganglions renfermant jusqu'à 120 cellules nerveuses. Je crois qu'il faut mettre beaucoup de réserve dans cette évaluation et ne compter que les cellules sur la nature desquelles il n'y a aucun doute à conserver.

En effet, les auteurs qui ont décrit ces ganglions ne sont pas d'accord sur la nature des cellules ganglionnaires et signalent surtout des cellules apolaires ou bipolaires; pour moi il n'est pas douteux qu'on trouve un grand nombre de cellules multipolaires, mais la discussion des caractères des cellules apolaires et bipolaires n'est pas spéciale à ces ganglions.

On trouve surtout dans le plexus d'Auerbach des noyaux et des cellules à noyau, grisâtres, entourés de substance amorphe granuleuse. Je n'ai pu élucider complétement leur nature; ils me paraissent siéger en dedans de la gaîne et offrent les caractères des myélocytes, ou des éléments analogues qui se rencontrent dans les ganglions du grand sympathique.

Des ganglions existent également dans le plexus intermédiaire, par exemple dans la vessie, dans la tunique externe des artères (lézard, chien). Ou bien ils sont ovoïdes et situés sur le trajet de rameaux composés de deux ou trois tubes nerveux, ou bien ils sont représentés par une ou deux cellules ganglionnaires, isolées au centre d'un rameau nerveux; ils peuvent avoir l'aspect d'étoiles à branches multiples (Voy. fig. 25, 26 (a) et 27), et alors contiennent un plus grand nombre de cellules ganglionnaires; on peut voir dans la fig. 27, un certain nombre de ces cellules multipolaires qui étaient encore plus nettement délimitées dans la préparation. Ce ganglion est situé dans la couche interne de la carotide du chien.

Ces ganglions ont ordinairement un très-petit volume, et de plus on n'est pas en droit de conclure à l'existence d'un nombre de cellules ganglionnaires proportionnel à leur étendue. On voit, en effet, dans la fig. 27, à gauche et en haut, un ganglion, qui, en réalité, est surtout formé par l'épanouissement de la gaîne des nerfs afférents, lesquels, à leur entrée dans le ganglion, semblent n'être que des fibres de Remak très-larges et très-aplaties; au centre seulement, se trouve une cellule ganglionnaire.

Cette disposition curieuse a son importance; elle aide à comprendre les renflements ou nodules que présente le réseau intra-musculaire, mais qui peuvent se retrouver également dans le plexus intermédiaire, en particulier dans la tunique externe des vaisseaux. Ces nodules ou renflements seront décrits à propos du plexus intra-musculaire ; il suffit d'indiquer ici leur analogie complète dans les deux plexus.

D. *Anastomoses plexiformes.* — Nous désignerons sous ce nom une disposition fréquente des nerfs, des muscles lisses que nous avons observée surtout dans le plexus intermédiaire des vaisseaux, de l'iris, de l'uretère, c'est-à-dire à la surface des couches annulaires de muscles lisses qui semblent être douées des contractions les plus fréquentes. Les fig. 10 et 28 représentent ces anastomoses dans l'iris et dans la carotide.

Elles peuvent être ramenées à deux types : tantôt comme dans l'iris ce sont des tubes à moelle très-fins, qui se détachent de certains faisceaux pour rejoindre perpendiculairement ou obliquement d'autres faisceaux à direction opposée et circonscrivent des mailles triangulaires ou rhomboïdales, au centre desquelles certains auteurs ont vu des éléments cellulaires peut-être de nature nerveuse; je ne les ai pas rencontrés dans l'iris.

L'autre type, représenté fig. 28 à un grossissement de 321 diamètres, est constitué par les anastomoses de diverses fibres nerveuses ; on y trouve des fibres à moelle très-fines, en petit nombre, puis, une plus grande quantité de fibres fines qui ne sont que des cylindres d'axe renfermés dans une gaîne fibrillaire, c'est-à-dire en résumé, des faisceaux mixtes de fibres à moelle et de fibres pâles avec les variétés nombreuses qu'on observe dans leur aspect. Avec le chlorure d'or on décompose très-bien ces plexus en un grand nombre de cylindres d'axe, mais avec d'autres réactifs, on serait tenté de prendre pour des renflements ganglionnaires les masses losangiques que forment les fibres nerveuses à leur point de réunion.

Tels sont les caractères généraux du plexus fondamental et du plexus intermédiaire.

Nous allons indiquer rapidement les particularités qu'ils présentent dans les différents organes, résumant ainsi les données spéciales qu'on trouvera dans la seconde partie de notre travail.

E. *Des deux premiers plexus dans les divers organes.* — Dans la *vessie*, le plexus fondamental commun aux muscles, aux vaisseaux et à la muqueuse, est situé sous le péritoine et entre les couches multiples formées par les petits muscles arrondis ou aplatis qui constituent la musculature de l'organe. Le plexus intermédiaire est peu distinct, ses rameaux naissent au milieu du plexus fondamental. On trouve des ganglions nombreux, jusque sur des rameaux de 15 micra et quelquefois situés à une distance de 1 à 1,5 millimètres comme chez l'homme (fig. 9). Les ganglions ont ici une forme arrondie, ovoïde, et le plus souvent interrompent le trajet des nerfs. Dans les *vaisseaux*, le plexus fondamental se trouve dans la gaîne adventice et la gaîne commune à des artères des veines et même des nerfs. Il est surtout facile à voir chez les reptiles et les batraciens, sur les petits animaux, probablement à cause du petit volume des vaisseaux. Chez le lézard, il présente des ganglions. Chez l'homme ce plexus m'a paru bien moins développé ; dans l'adventice des petits vaisseaux on ne retrouve, à proprement parler, qu'un petit nombre de rameaux nerveux, sans ganglions, aussi est-ce dans la gaîne commune aux gros troncs vasculo-nerveux à l'aine, à l'aisselle, à la base du cou, autour des vaisseaux des cavités thoracique et abdominale, dans les ganglions des nerfs crâniens, qu'on retrouve par la dissection fine des plexus fondamentaux munis de ganglions. J'ai vu M. Bastien, alors prosecteur à Clamart, disséquer, ainsi sur des fœtus des rameaux vasculaires munis de petits ganglions sur le trajet de l'humérale. Jusqu'à ce que les ganglions intra-vasculaires soient démontrés chez l'homme comme chez le chien, le lézard et la grenouille, on peut considérer ces ganglions, presque microscopiques, et les nerfs qui les portent comme représentant un véritable plexus fondamental. Le plexus intermédiaire se retrouve dans tous les vaisseaux artériels ou veineux, où il forme des mailles arrondies dont le siége est la tunique externe ou fibreuse. Chez le lézard, la grenouille et le chien, ce plexus renferme de petits ganglions et des plexus anastomotiques.

Dans le *tube digestif* la disposition dominante est l'abondance remarquable des ganglions constituant plusieurs plexus ganglionnaires fondamentaux sous le péritoine (H.), entre les deux musculaires (Auerbach), sous la muqueuse (Meissner). Le plexus intermédiaire est constitué par des rameaux courts et d'une importance secondaire.

Dans *l'utérus*, le plexus fondamental situé en dehors du muscle utérin, ne présente qu'un petit nombre de ganglions qui, réunis, forment les plexus ganglionnaires situés près du col. Les nerfs qui en naissent pénètrent dans l'utérus par les bords, le plexus intermédiaire existe dans le ligament large et vers les bords de l'utérus et des trompes.

Dans *l'iris* il existe une disposition analogue du plexus intermédiaire pour chacun des muscles constricteur, dilatateur, muscle ciliaire, mais le plexus fondamental est surtout représenté par l'anneau ganglionnaire ciliaire et par les branches qui en naissent et qui forment des plexus à anses arrondies et élégantes dans les deux tiers externes de l'iris. Le plexus intermédiaire est représenté par les branches issues de ce plexus, et qui longent les faisceaux rayonnés du dilatateur ou vont s'épanouir à la surface du constricteur. Ces rameaux offrent cette particularité, qu'ils sont composés de fibres à moelle d'un calibre plus large qu'en ne le rencontre ordinairement dans les autres muscles lisses.

CHAPITRE III.

RÉSEAU INTRA-MUSCULAIRE, NODULES ET RENFLEMENTS. FIBRILLES TERMINALES.

Ce réseau présente comme caractère important que, dans tous les organes et chez tous les animaux où il a été observé, il a des caractères tout à fait semblables, et la description que nous en donnons est aussi bien spéciale que générale.

Du plexus intermédiaire naissent des rameaux nerveux très-fins, dans lesquels on ne distingue qu'un ou deux cylindres d'axe, ou une fibre pâle, quelquefois fibrillaire, ou même une fibre à noyaux; par leurs anastomoses ou leurs divisions, elles forment un réseau à mailles losangiques ou bien polygonales irrégulières; les plus gros rameaux sont longitudinaux, c'est-à-dire parallèles au grand axe des fibres musculaires, circonscrivant deux, trois ou plus, puis quatre fibres lisses, des rameaux transversaux ou obliques réunissent entr'eux les rameaux longitudinaux. De ces deux ordres de filets nerveux naissent des fibres extrêmement grêles qui, s'insinuant entre les fibres musculaires lisses forment, comme nous le verrons, les fibres terminales. Les premiers rameaux ont environ un millième de millimètre d'épaisseur (1 micra), et ceux qui en naissent n'ont plus que la moitié ou le tiers de ce diamètre, c'est-à-dire 0,5 à 0,3 micra. Ces ramuscules sont formés par diverses variétés de fibres nerveuses, ou par des cylindres d'axe nus, c'est-à-dire sans moelle, les plus gros ont l'aspect de fibres nerveuses embryonnaires, c'est-à-dire présentent sur leur trajet des noyaux elliptiques, arrondis, mesurant de 1 à 2 micra de large sur 2 à 3 de long.

Les plus fines fibres apparaissent comme des lignes un peu sinueuses, renflées en certains points, colorées en violet foncé par le chlorure d'or, ou variqueuses par l'action de l'acide osmique, du sucre, et même du vinaigre de bois. Enfin elles ont souvent les caractères de fibres pâles ou de Remak, et on y voit l'aspect fibrillaire dû soit à des stries de la gaine, soit peut-être à la réunion de fibrilles nerveuses des plus fines. Cette apparence est plus marquée au niveau des points de jonction ou de division des fibres nerveuses, c'est-à-dire aux angles des mailles qu'elles forment.

C'est également aux angles des mailles que se trouvent ces *nodules ou renflements* sur la nature desquels les auteurs qui les ont vus, Klebs, Frankenhœuser Arnold ne se sont prononcés qu'avec réserve.

Ces nodules arrondis ou quadrangulaires ou très-irréguliers (V. Fig. 13, 14, 15 et 26) renferment quelquefois un noyau évident, qui, par ses dimensions rappelle bien plutôt les noyaux des fibres nerveuses embronnyaires, que des cellules nerveuses. Ces nodules peuvent être colorés en violet par le chlorure d'or, et comme 3 ou 4 filets nerveux s'en détachent ou y aboutissent, il semblerait possible de les considérer comme des cellules nerveuses, mais il ne nous a pas été possible d'y constater une seule fois nettement les caractères d'une cellule nerveuse ganglionnaire, c'est-à-dire le contenu pigmentaire, le noyau brillant non coloré par l'or, etc.

Dans bien des cas, ces nodules m'ont paru formés par l'aplatissement d'un tube pâle, dans lequel on retrouve l'aspect d'un entrecroisement de fibrilles; les nodules ou renflements s'observent même sur les divisions des filets nerveux qui pénètrent entre les fibres musculaires lisses, quelquefois isolés sur leur trajet, mais le plus souvent au niveau de leurs subdivisions, lesquelles ordinairement se font dichotomiquement et rarement trichotomiquement (Les fig. 29, 30, 31 montrent des exemples de ces subdivisions).

La division et le trajet des fibres nerveuses ne s'arrête pas là; en effet, si on emploie un grossissement de 600 à 800 d. obtenu par un objectif à immersion (n° 8, Nachet), on voit que du réseau intra-musculaire naissent des filaments qui, par leur ténuité sont à la limite des objets perceptibles par le microscope, et apparaissent comme de fins linéaments. (Dans les fig. 16, 17, 18, 20, 21, 22, 23, 24, 24, 30, 31, qui les représentent, le volume de ces fibrilles terminales a dû être exagéré pour des raisons typographiques.)

Ces filets terminaux sont rendus plus faciles à reconnaître à cause de l'existence sur leur trajet de petits renflements nodulaires, ponctiformes, qui semblent les terminer ou bien siégent au niveau d'une bifurcation ultime de ces fibrilles terminales.

Quand on cherche à reconnaître le siége précis de ces nodules ou points colorés en noir par le chlorure d'or, en rouge par le carmin, à première vue on les retrouve dans la fibre lisse elle-même, dans le noyau ou autour du noyau, ou à la surface et aux bords des fibres musculaires lisses, dans la substance cimentaire.

On est en présence de fibrilles terminales et des terminaisons, c'est alors que, malgré la difficulté vaincue pour préparer les divers réseaux, on s'aperçoit qu'il reste un problème encore plus délicat à résoudre, celui du siége précis et de la forme réelle de la terminaison.

Entre les deux observateurs qui ont vu ces terminaisons, il y a déjà divergence d'opinions, Frankenhœuser et Arnold, les seuls qui aient publié jusqu'à présent des figures et des descriptions sur le sujet, diffèrent d'opinion, quant au siége précis de la terminaison ; pour ma part j'ai bien longtemps suspendu un jugement définitif sur ce point.

Je m'efforcerai d'exposer nettement l'aspect pur et simple démontré par les préparations, puis j'en discuterai l'interpétation dans le chapitre suivant.

CHAPITRE IV.

DE LA TERMINAISON DES NERFS DANS LES FIBRES MUSCULAIRES LISSES.

Quels que soient les procédés employés pour isoler ou dissocier les fibres musculaires lisses, ou bien on obtient des préparations dans lesquelles les fibres musculaires apparaissent nettement avec tous leurs détails; substance de la fibre, noyau allongé, en bâtonnet, avec granulations situées dans le noyau, et granulations formant au-dessus des deux extrémités du noyau de petites masses qui se prolongent à quelque distance dans la fibre lisse.

Ou bien on reconnaît encore les fibres lisses, mais on distingue peu ou point les noyaux.

Enfin par certains procédés on isole complétement des portions de fibres lisses, quelquefois le noyau avec une petite portion de la substance voisine.

Dans tous ces cas, il est possible de retrouver et les fibrilles terminales et les renflements ponctiformes qu'elles présentent.

Dans les cas les plus favorables, voici ce qu'on observe : (V. fig. 16, 17, 18, 19, 29, 21, 22, 23, 24, 29, 30, 31.)

1° Entre les fibres musculaires lisses, à leur surface, existent des filaments excessivements grêles, colorés par le chlorure d'or en violet. Ces filaments sont rarement rigides, mais le plus souvent ondulés, ils font suite aux filets nerveux intramusculaires, et eux-mêmes se divisent en fibrilles qui conservent à peu près le même diamètre. Ces divisions, dichotomiques, se font ou bien latéralement, et alors la fibrille se détache à angle plus ou moins aïgu, ou bien la fibrille après avoir présenté une ou deux divisions latérales, s'épanouit en se dédoublant.

2° Dans presque tous les points de division, il y a un renflement léger (fig. 23 etc.), tantôt ponctiforme, tantôt à peu près triangulaire.

3° Les branches de division sont ici longues et se dirigent dans le sens des éléments musculaires lisses ou plus ou moins obliquement et même transversalement, là, au contraire, courtes, elles s'infléchissent en formant une petite boucle à l'extrémité de laquelle est un renflement ponctiforme (V. fig. 18, 20, 24 pl. II.)

Malgré la ténuité de ces fibrilles terminales, il en est qui paraissent plus grêles que les filets qui se divisent, et qui semblent destinées à des anastomoses spéciales dont nous reparlerons.

En résumé à un premier examen les fibrilles terminales forment une sorte de réseau à renflements ponctiformes, qui semblent entourer ou pénétrer les éléments musculaires lisses. De sorte que pour chacune des fibrilles lisses, on retrouve plusieurs nodules ponctiformes dont quelques-uns semblent être la fin même, la terminaison de la fibrille. Les fibrilles destinées à chacun des éléments musculaires communiquent entre elles, de sorte que des fibrilles situées dans la substance intermédiaire aux éléments peuvent se distribuer à plusieurs de ces éléments, d'où il résulte ce fait important, *qu'une fibre musculaire lisse peut recevoir des fibrilles nerveuses provenant de plusieurs des filets nerveux situés dans la substance cimentaire ou intermédiaire aux fibres musculaires lisses.*

4° Quand on cherche à préciser le siége même des nodules ponctiformes, on trouve que ceux-ci peuvent siéger à la surface de la fibre lisse, entre les fibres lisses, et même dans les masses granuleuses situées aux deux pôles du noyau, enfin dans le noyau lui-même, en général vers une de ses extrémités, c'est-à-dire aux points même où quelques auteurs ont décrit le ou les nucléoles de la fibre lisse.

5° Quel que soit le siége du nodule ponctiforme, tantôt il paraît terminer la fibrille nerveuse, tantôt de ce point partent des filaments plus grêles encore que celui d'où ils proviennent, ces derniers filaments portent un point ou renflement terminal, ou bien le plus souvent ne peuvent être suivis ; d'après l'opinion de Frankenhæuser il est probable qu'ils servent d'anastomoses entre les fibrilles des noyaux des fibres lisses, et Arnold a vu également cette disposition.

En résumé :

Les fibrilles terminales et leurs renflements, vus dans le champ du microscope, correspondent au noyau, aux amas granuleux périnucléaires et à la substance constituante de la fibre lisse.

Deux questions sont dès lors à résoudre :

Les renflements ponctiformes constituent-ils une véritable terminaison ? ou bien ne seraient-ils que des renflements répondant toujours au point de division dichotomique, la fibrille d'origine restant seule visible, et les deux fibrilles de dédoublement ayant disparu dans les manipulations préparatoires ?

Si on admettait la dernière interprétation, il n'y aurait pas de terminaisons proprement dites des filets nerveux dans les muscles lisses, mais un simple réseau fibrillaire terminal. Je ne crois pas qu'on puisse soutenir une telle interprétation, car d'une part, on trouve assez souvent les renflements ponctiformes terminaux parfaitement nets, pour admettre qu'il n'y a rien au delà, et qu'on est bien à l'extrémité de la fibrille, et d'autre part, ce mode de terminaison en réseaux serait opposé à ce qu'on observe dans le mode de terminaison des nerfs partout ailleurs que dans les fibres musculaires lisses.

Toutefois, il faut admettre que, parmi les nodules ponctiformes qu'on voit, il en est un grand nombre qui répondent au point de division dichotomique de la fibrille, et cette distinction importante n'a pas été faite par Frankenhæuser, comme nous allons le voir.

Il nous reste à discuter la question déjà controversée du siége réel des terminaisons.

Pour Frankenhæuser la terminaison se ferait dans le nucléole du noyau de la fibre lisse. Cet auteur a figuré ce mode de terminaison, et l'on voit dans ses dessins que le nucléole serait en quelque sorte l'enveloppe de la fibrille renflée en forme de point rond, ou de bouton légèrement piriforme.

Et cependant, dans ces mêmes dessins, on voit des fibrilles très-ténues naître de cette même terminaison dans le nucléole et sortir du noyau. Pour Frankenhæuser, ce seraient de simples filets anastomotiques destinés à réunir les nucléoles des fibres lisses les plus voisines les unes aux autres.

Les figures 18, 19 et 20, 22, 24 et 31 montrent que

j'ai observé des dispositions analogues; mais, à côté d'elles (V figure 23 et figure 22, la terminaison de droite, et figure 20 la terminaison extra-nucléaire), j'ai vu des terminaisons également nettes au dehors du noyau, près de son bord latéral ou rapprochées des pôles, aussi bien qu'à l'intérieur du noyau.

Arnold, dans un travail très-récent, est également arrivé à cette conclusion que les fibrilles nerveuses ne se terminent pas exclusivement dans le nucléole, mais en divers points de la fibre musculaire lisse que ces fibrilles traversent en divers sens, de même qu'elles traversent les noyaux eux-mêmes.

J'avoue que longtemps il m'a semblé que les fibrilles terminales et leurs terminaisons étaient situées en dehors de la fibre musculaire lisse, et que le mode d'examen par transparence, superposant les terminaisons aux noyaux ou aux fibres lisses, faisait croire à une pénétration apparente, mais non réelle.

Cependant, je suis arrivé à cette conviction que, pour le noyau, la fibrille nerveuse pénètre bien à son intérieur, comme aussi dans la substance granuleuse située au dehors du noyau et près de ses pôles.

Divers faits confirment cette conclusion; d'un côté, quand on isole les noyaux avec une plus ou moins grande partie de la substance de la fibre lisse, on voit la fibrille nerveuse adhérente au noyau, et quelquefois même des fibrilles très-minces font saillie hors du noyau et flottent dans le liquide de la préparation. D'un autre côté, Arnold a vu, sur des coupes transversales des fibres musculaires lisses, les fibrilles nerveuses pénétrant le noyau, et dans leur disposition rappelant les fils et les plaques de cuivre qui, dans les piles de

Bunsen, unissent le cylindre de charbon au zinc d'une pile voisine.

Maintenant, à moins de démontrer que le noyau n'est pas au centre de la fibre musculaire lisse, il faut bien admettre que la fibrille nerveuse pénètre dans le protoplasma musculaire lui-même, et, par suite, les renflements terminaux qui pourraient sembler situés à la surface de la fibre lisse seraient également à leur intérieur.

Pour toutes ces raisons, je crois pouvoir conclure que la terminaison des nerfs dans les muscles lisses se fait de la manière suivante :

Conclusions. — 1° Du plexus intra-musculaire naissent des fibrilles nerveuses extrêmement grêles, de 0,1 à 0,2 micra (1 à 2 dix-millièmes de millimètre) qui, après avoir formé une sorte de réseau d'anastomes et de divisions dichotomotiques, situé entre les fibres musculaires lisses, pénètrent dans les fibres lisses, peuvent les traverser ou s'y arrêter et s'y terminer par un renflement ponctiforme, sorte de bouton piriforme, mesurant 0,2 à 0,4 micra de large.

2° La terminaison de la fibrille siége ou dans le noyau ou autour du noyau ; elle peut être située dans la fibre lisse ou à sa surface, dans la substance intermédiaire qui unit les fibres lisses entre elles.

3° Pour une seule fibre lisse, il peut y avoir plusieurs terminaisons, et les fibrilles terminales peuvent, en se divisant, se rendre à plusieurs fibres lisses voisines.

4° Les terminaisons, plus encore que le plexus intramusculaire, n'offrent qu'un type unique, non-seulement dans les divers muscles lisses, mais dans les divers animaux vertébrés, où on les a observées.

J'ai pu, comme Arnold et Frankenhæuser, constater ce fait chez la grenouille (vessie et mésentère), et, de plus, chez le lézard dans les vaisseaux et le mésentère ; comme Frankenhæuser, dans le ligament large de la lapine, et de plus, dans la vessie du chien, du cochon d'Inde, l'iris du lapin albinos et du rat albinos, dans l'intestin et l'estomac de ces animaux.

Enfin, chez l'homme, j'ai vu ces terminaisons dans de petites artères, branches de la cubitale, et jusque dans l'artère ombilicale du cordon.

CHAPITRE V.

HISTORIQUE GÉNÉRAL.

Tandis que l'étude de la terminaison des nerfs dans les muscles lisses est tout à fait récente et n'a été faite que par deux micrographes, les diverses parties qui composent le réseau de distribution nerveuse ont été l'objet de travaux relativement nombreux, surtout en Allemagne. C'est pourquoi on peut considérer trois périodes, qui répondent jusqu'à un certain point aux divisions que nous avons admises.

C'est ainsi que les ganglions du plexus fondamental ont été vus les premiers.

De 1847 à 1852, Remak décrivit des ganglions sur le trajet des nerfs de l'intestin et de la vessie. Schaffner, en 1849, signala des ganglions dans la couche musculaire de l'intestin des amphibiens et dans l'intestin grêle de la souris.

Cependant, ces recherches n'avaient pas eu un grand retentissement, puisque, lorsque Meissner publia, en 1857, la description du plexus ganglionnaire sous-muqueux, on considéra ce fait comme une véritable découverte, d'où le nom qui est resté à ce plexus, et Remak dut rappeler ses travaux et ses titres à la priorité.

Depuis, plusieurs travaux vinrent confirmer l'existence du plexus de Meissner; Billroth, Manz, Kollmann, Breiter, Kolliker, Kraüse, ajoutèrent leurs recherches, et, malgré des travaux où le plexus était nié, on admit généralement, en Allemagne, que des ganglions nombreux étaient placés sur le trajet des nerfs du tube digestif et de la vessie de l'homme et de plusieurs animaux. Toutefois, on s'était contenté jusqu'alors d'indiquer l'existence de rameaux très-fins émanant de ces plexus et se perdant dans les muscles lisses.

Auerbach, en 1862, fit faire un progrès en décrivant le *plexus myentericus*, qui, situé entre les deux couches musculaires de l'intestin, est certainement la partie la plus importante du plexus fondamental destiné aux muscles lisses. Il vit bien des rameaux en naître, mais il ne les suivit pas au delà des faisceaux de fibres musculaires lisses.

A côté de ces travaux, ceux de C. Kraüse (1841), H. Muller (1859), W. Kraüse (1861), et Arnold (1863) démontraient l'existence de cellules ganglionnaires dans le muscle ciliaire; et pour l'utérus, Remak (1847), Kilian Korner (1863), Kehrer, Koch, Frankenhæuser (1865), décrivaient des ganglions dans le plexus qui entoure la base du col de l'utérus.

Ajoutons quelques données de Remak et de Manz sur les ganglions des canaux glandulaires, les observations de Lehmann, de Beale (1862), sur les ganglions des vaisseaux de la grenouille, quelques lignes de M. Gimbert qui, avec Ordonez et M. Robin, a décrit des ganglions accolés aux vaisseaux chez la grenouille, et nous aurons probablement complété la série des travaux faits sur les plexus fondamentaux et leurs ganglions, c'est-à-dire la première période de ces études.

Bien plus rares deviennent les travaux dans lesquels les auteurs ont décrit les plexus intermédiaires et intra-musculaires ; le plus souvent même, on les a confondus et décrits comme un plexus de fibres nerveuses, pâles, très-fines, se distribuant aux muscles lisses, pénétrant dans leurs faisceaux, et quelques-uns ont vu les nodules ou renflements qu'ils présentent.

C'est ainsi que Beale (1862), pour la vessie de la grenouille, a décrit le plexus intermédiaire jusqu'au plexus intra-musculaire. His (1863) découvrit le réseau de la tunique externe des artères chez la grenouille, et dans la vessie il figura les nodules et reconnut que les rameaux se perdaient dans la tunique musculaire.

Arnold décrivit le plexus intermédiaire dans l'iris et dans le poumon, il vit d'ailleurs des rameaux intramusculaires.

Enfin Lehmann, en 1864, confirma chez la grenouille les recherches de His.

Klebs, le premier, étudiant la vessie de la grenouille, décrivit et distingua par un nom spécial le plexus intramusculaire ; il en vit naître des filets nerveux, très-fins, variqueux, pénétrant entre les fibres musculaires, et crut qu'elles se terminaient en extrémités libres, ne pénétrant pas dans les éléments musculaires.

C'est Frankenhæuser qui, en 1867, inaugure la troisième période. Le premier, il indique, dans l'utérus et le ligament large, la distribution complète des nerfs des muscles lisses. Il suit les fibres nerveuses jusqu'à leur terminaison; pour lui, elles pénètrent dans le noyau des fibres lisses et se terminent dans le nucléole par un petit renflement en bouton, duquel partent souvent des filaments très-minces qui serviraient d'anastomoses entre divers filaments terminaux.

Depuis ce travail, Arnold a envisagé d'une manière générale la distribution des nerfs dans les muscles lisses, mais il ne parle pas de ganglions. Nous avons vu qu'il diffère d'opinion avec Frankenhæuser sur le siége de la terminaison.

Si nous citons encore un travail du Dr Hertz, qui a vu dans un liomyome de l'utérus, des terminaisons nerveuses, analogues à celles que Frankenhauser a décrites, nous aurons indiqué les trois seuls auteurs qui, jusqu'à présent et à notre connaissance, ont vu et décrit la terminaison des nerfs dans le muscles lisses.

Qu'il me soit permis d'indiquer la part que j'apporte à ces études et d'énumérer les points particuliers que j'ai vérifiés ou signalés pour la première fois.

J'ai suivi les nerfs des muscles lisses jusqu'à leur terminaison dans la vessie, le tube digestif, les vaisseaux, l'iris, l'utérus, chez des rongeurs et chez le chien; j'ai indiqué la présence de ganglions sur les nerfs de la pie-mère du cochon d'Inde (et du chien), des ganglions dans la paroi des vaisseaux du lézard, de la carotide du chien.

Enfin, chez l'homme, d'une part constatant l'analogie du plexus fondamental et intra-musculaire de la vessie avec ceux de divers vertébrés, et d'autre part observant dans les artères un mode de terminaison identique avec celui des animaux vertébrés, j'ai cru pouvoir conclure à l'existence d'un type général de distribution et de terminaison des nerfs chez l'homme et chez les vertébrés qui servent ordinairement aux recherches histologiques. En d'autres termes, j'espère démontrer, le premier, qu'on peut appliquer à l'homme, à propos des nerfs des muscles lisses, un grand nombre des données de l'histologie comparée. Pour les plexus fondamentaux et intra-musculaires de l'intestin, l'estomac, la vessie, pour les terminaisons dans les muscles vaso-moteurs, cette conclusion m'est démontrée, il restera à en vérifier l'exactitude pour les autres parties du réseau et pour les divers organes.

N. B. — Depuis que ce travail est terminé, j'ai eu connaissance, par une analyse du Centralblatt, n° 58, 21 décembre 1869, d'une thèse de M. Lipmann sur la terminaison des nerfs. L'auteur est arrivé à des conclusions analogues à celles d'Arnold, quant au mode de terminaison, et ses recherches sur divers organes de la grenouille sont confirmatives des faits que nous signalons.

CHAPITRE VI

TECHNIQUE

La plupart des procédés de préparation employés dans l'étude des nerfs ont été utilisés dans les recherches que nous avons entreprises. Une condition indispensable pour l'étude du dernier réseau et des terminaisons est de n'employer que des organes parfaitement frais et soumis au réactif, avant qu'ils aient subi aucune altération cadavérique. Il faut employer des organes pris au moment même de la mort, sur des animaux tués rapidement. Pour l'homme, on peut utiliser des portions de membres amputés, des tissus enlevés avec les tumeurs, et dans lesquels on puisse facilement isoler les vaisseaux. Les hasards de la clinique fourniront des occasions précieuses. Pour la recherche des ganglions et des troncs nerveux d'un certain volume, on peut cependant réussir avec des organes pris dans les autopsies, surtout pendant les gelées. C'est ainsi que, sur la vessie de l'homme, j'ai pu étudier les ganglions et même le réseau intra-musculaire. Pous l'étude des terminaisons dans le cordon ombilical, les matériaux sont faciles à recueillir. Chacun des organes nécessite au besoin de petits procédés qu'on invente facilement et sur lesquels je reviendrai.

D'une manière générale, il faut obtenir des couches

musculaires aussi minces que possible, ce qui s'obtient en choisissant certains organes comme la vessie de la grenouille, le mésentère, le ligament large.

Les réactifs utilisés sont nombreux, je ne parlerai que des principaux.

L'humeur aqueuse, le sérum artificiel seront employés pour l'examen à l'état frais, mais ce moyen, excellent pour les nerfs et les ganglions, convient peu à des recherches initiales et servira plutôt à des épreuves de vérification complémentaires.

Le vinaigre de bois, acide pyroligneux, esprit de bois que Frankenhæuser a surtout recommandé, est un des meilleurs réactifs, mais il réclame des précautions particulières et peut donner des résultats assez variables, même dans des conditions de dose et de durée de macération identiques, parce que la composition de cet agent est elle-même variable.

On l'emploiera en général de la manière suivante :

On laisse macérer pendant quelques heures (de 2 à 4 et à 6, suivant l'épaisseur), les parties d'organe à examiner, dans une solution d'esprit de bois au dixième, puis on porte les parties plus fines destinées aux préparations dans un mélange formé de glycérine (deux parties) et d'acide pyroligneux (une partie). C'est dans ce liquide qu'on examine les préparations. Celles-ci, alors même qu'elles ne sont pas très-transparentes au moment des manipulations, deviennent bien plus claires au bout de quelques jours.

On peut donc varier les procédés suivant l'époque à laquelle on veut faire l'examen. Les doses faibles sont préférables, et les preparations faites lentement se conservent mieux et plus longtemps.

L'acide chromique ne donne de bons résultats qu'à la condition qu'on use d'une solution extrêmement diluée.

Je me suis servi de solutions au millième et surtout *au dix-millième*. Lorsqu'on veut examiner immédiament les préparations, il suffit de laisser macérer les lambeaux d'organes pendant une ou deux heures dans la solution au dix-millième. Pour se servir de la solution au millième, il est bon de tremper la préparation pendant quelques minutes dans de l'acide acétique au centième ; on peut alors laisser macérer les préparations pendant plusieurs heures, et même une demi-journée avant de les examiner. Ces préparations peuvent être colorées par le carmin de la teinture de fuchsine, afin de mieux démontrer les noyaux des fibres lisses ; mais, comme tout l'élément se colore, les préparations non teintes sont encore préférables. L'acide chromique, ainsi employé, convient surtout pour l'étude à des grossissements très-forts, des fibres lisses, des noyaux et des fibrilles terminales.

Le chlorure d'or est le réactif par excellence ; il est manié sous diverses formes de solutions, soit au cinq centième, ou au deux centième, soit à l'état de chlorure d'or et de potassium en solution au centième ou au deux centième.

Je préfère le chlorure d'or et de potassium, comme agissant plus régulièrement. Il est difficile de poser une règle absolue dans l'emploi du chlorure d'or. L'épaisseur des tissus et des conditions encore mal connues viennent souvent troubler l'exactitude la plus parfaite dans les procédés. Aussi, comme dans le cours des préparations, on n'est pas toujours maître d'agir avec une grande précision, il est bon d'utiliser plusieurs solutions et à des titres différents. Le chlorure d'or, ou d'or et de potassium, s'emploie de la manière suivante.

On fait macérer les portions de tissu musculaire dans la solution. Si l'on emploie la solution de chlorure d'or au centième, une macération d'une demi-heure peut suffire pour une épaisseur de tissu de 1 millimètre; avec le chlorure d'or et de potassium on peut prolonger la macération pendant une heure et plus.

On peut juger que l'action du réactif est complète lorsque les tissus ont pris une teinte jaune pâle. Les préparations retirées de la macération sont alors portées dans une coupelle renfermant de l'eau distillée légèrement acidulée avec l'acide acétique. Il reste à attendre que la coloration violette par dépôt d'or métallique soit effectuée.

Il faut un temps assez variable, quelquefois trois et quatre jours, pour les préparations un peu épaisses. Le dépôt ou la coloration est souvent irrégulière, mais on n'utilise que les parties les mieux colorées.

Procédé rapide. — La lumière ne semble pas agir sur la durée de la réduction de l'air, mais la chaleur l'active certainement. J'ai été conduit par cette observation à imaginer un procédé qui rend plus rapide, et plus homogène la coloration par l'or. Il consiste à faire chauffer les préparations après une macération dans l'eau distillée ayant duré de douze à vingt-quatre heures. A cet effet, je me sers de petits flacons bouchés à l'émeri remplis d'acide tartrique en solution saturée.

Les préparations sont déposées dans le flacon, et celui-ci est plongé dans de l'eau à une température voisine de l'ébullition ; au bout d'un temps variable, de quinze à vingt minutes au plus, souvent moins, les préparations ont pris une belle teinte variant du rouge vif au violet foncé, de plus elles sont ramollies et s'étalent, se compriment ou se dissocient avec la plus grande facilité. On arrive par des tâtonnements à saisir le moment le plus propice pour retirer les préparations ; en chauffant trop longtemps, on obtient un dépôt granuleux et noir qui met obstacle à l'étude.

Le chlorure d'or colore à la fois les nerfs, les ganglions, les fibrilles nerveuses les plus fines, ainsi que les nodules et points terminaux. Il colore aussi les fibres musculaires lisses, noyaux et cellules, mais d'une façon bien moins intense.

D'autres réactifs peuvent être essayés, mais avec moins de succès.

Tel est en particulier l'*acide osmique* en solution aqueuse au quatre centième. On fait macérer les préparations fines pendant douze à vingt-quatre heures, ou mieux, on le mélange à la glycérine et on le dépose entre les lamelles de verre qui reçoivent la préparation. Ce produit est rare, il coûte fort cher, et n'est ici réellement utile qu'à titre de vérification. Il colore en brun clair les fibres lisses et en fait apparaître les noyaux, il colore les ganglions et les nerfs, montre très-bien les cylindres d'axe, mais il donne aux éléments nerveux un aspect variqueux, jaunâtre, qui rend plus difficile leur distinction d'avec les fibres élastiques.

En résumé, je donne la préférence au chlorure d'or

et de potassium au deux centième, pour l'étude des ganglions, des réseaux terminaux et des terminaisons, vient ensuite l'acide pyroligneux pour l'étude des ganglions et des rameaux des plexus, enfin l'acide chromique est un bon procédé de comparaison et d'isolement des éléments musculaires.

Le procédé rapide que je propose permet de multiplier les conditions et le nombre des examens, il sera je pense reconnu fort utile par ceux qui ont appris à juger des variations et de la lenteur du mode d'action du chlorure d'or.

On trouvera à propos des divers organes quelques renseignements techniques qui éviteront des essais inutiles. Dans ce genre de recherches il faut s'attendre à quelques mécomptes, mais l'important est de procéder du facile au difficile, de rechercher d'abord les ganglions et les gros nerfs, puis le réseau intramusculaire, ce qui peut se faire avec des grossissements ordinaires tels que les donnent les objectifs 3 et 5 de Nachet et les oculaires 1 et 2. Les terminaisons déjà appréciables à un grossissement de 500, avec l'objectif 5 de Nachet, réclament pour être vues nettement la lentille n° 8 Nachet qui peut donner 800 diamètres avec un foyer relativement assez éloigné, et avec un oculaire peu grossissant, avantages que nous avons pu apprécier dans bien des circonstances.

SECONDE PARTIE

CHAPITRE VII.

NERFS DES MUSCLES LISSES DE L'ESTOMAC ET DE L'INTESTIN.

Historique. — De nombreux rameaux nerveux pénètrent dans les couches musculaires de l'estomac et de l'intestin, ce fait anatomique est d'une constatation banale dans les dissections ordinaires. Cependant ce n'est qu'en 1849 que Schaffner indiqua, pour la première fois, que des ganglions existaient sur le trajet des nerfs de l'intestin des amphibiens et de l'intestin grêle des souris. Remak qui, en 1840, avait décrit des ganglions sur le trajet du glosso-pharyngien, publia, en 1852, des recherches sur le système nerveux de l'intestin et donna la description de ganglions nerveux situés dans la paroi intestinale, et dont les rameaux se distribuaient aux fibres lisses et à la muqueuse. Lorsque Meissner, en 1857, eut définitivement tracé les caractères du plexus sous-muqueux, et des nombreux ganglions qu'il renferme, on s'occupa bien plutôt de vérifier l'existence des ganglions plexiformes, et de déterminer la distribution des fibres qui en naissent pour se porter vers la muqueuse, que de poursuivre les filets nerveux qui se rendent aux muscles lisses.

C'est ainsi que Billroth, Manz, Kollmann, Breiter, Truy, Kolliker, Kraüse, confirmèrent et complétèrent la description de Meissner, Manz et Billroth en particulier purent observer le plexus de Meissner chez de jeunes enfants.

La plupart de ces auteurs admirent que de ce plexus naissent des rameaux fins qui se rendent surtout à la muqueuse mais aussi dans les couches musculaires, seulement ils n'ont pas suivi complétement la distribution de ces branches musres.

Auerbach, en 1862, compléta les découvertes de Remak et de Meissner en démontrant un plexus ganglionnaire placé entre les deux couches musculaires de l'intestin, il lui donna le nom de *plexus myentericus* ; les rameaux qui en naissent sont exclusivement destinés aux muscles lisses.

Krause, dont les descriptions sont très-exactes, vit des fibres nerveuses fines, qui nées de ce plexus, constituent un réseau plus délicat, siégeant entre les faisceaux des fibres lisses.

En résumé . on connaissait jusqu'à présent un plexus sous - muqueux , un plexus situé entre les deux couches musculaires, et cela chez un certain nombre de vertébrés et chez l'homme. De plus Auerbach et Krause avait vu un réseau plus fin pénétrant entre les faisceaux musculaires. Quant à la terminaison des nerfs, nous croyons bien que personne ne l'a encore constatée.

J'ai pu étudier non-seulement les plexus de Meissner et d'Auerbach, mais de plus chez le chien, j'ai trouvé que sous le péritoine on observe de nombreux rameaux nerveux formant un plexus moins riche que les précédents, mais contenant des ganglions situés sur le trajet des nerfs. Enfin ces plexus donnent naissance à des rameaux qui forment un réseau intra-musculaire, origine lui-même des fibrilles terminales qui ont ici les caractères communs déjà indiqués. (Voir chap. III et IV.)

Description. — Lorsqu'on examine la surface péritonéale de l'estomac, on trouve des nerfs nombreux accompagnant les vaisseaux ou s'en écartant un peu, et qui étudiés au microscope présentent sur leur trajet des ganglions très-petits et peu nombreux. Si l'estomac étant ouvert ou retourné comme un gant, on enlève la muqueuse et qu'on examine le tissu fibreux sous-muqueux, on trouve un plexus formé d'un nombre considérable de ganglions, c'est le plexus de Meissner. Si, enfin, enlevant la couche circulaire des fibres musculaires, on étudie la face profonde de la couche de fibres longitudinales, on découvre un nouveau plexus ganglionnaire, c'est le plexus d'Auerbach, qui siége entre les deux couches musculaires principales de l'estomac et uniques de l'intestin.

Ainsi pour l'estomac les nerfs formant un réseau lâche à la surface péritonéale traversent les muscles et aboutissent à deux plexus ganglionnaires. Chacune des couches musculaire, circulaire et longitudinale, se trouve donc placée entre trois réseaux nerveux, dont deux très-importants, le sous-muqueux et le myentérique.

Ces réseaux communiquent par des rameaux de distribution et d'anastomose, qui traversent les muscles lisses et leur donnent de nombreux rameaux. J'ignore si au niveau des fibres en sautoir ou paraboliques il y a un plexus spécial les séparant des fibres circulaires.

Une disposition identique à la précédente se retrouve

dans l'intestin, mais les rameaux nerveux, qui forment une sorte de plexus sous-péritonéal, sont moins développés, et souvent le plexus myentérique est situé sous le péritoine, là où les fibres lisses longitudinales sont écartées.

Telle est la distribution nerveuse, si on considère chaque couche de fibres lisses comme un muscle, on trouve que les trois plexus représentent dans leur ensemble un plexus fondamental, le plexus myentérique étant la partie plus spécialement destinée aux muscles, les réseaux sous-péritonéaux et le plexus de Meissner étant communs aux vaisseaux, à la muqueuse, et aux muscles.

Si, continuant les recherches, on étudie avec soin l'un de ces plexus, et principalement le plexus d'Auerbach, on voit que chacune des grosses mailles qui le forment se divise en mailles plus étroites, de second ordre, formées par des rameaux issus du plexus ganglionnaire. Ce réseau secondaire représente pour nous le plexus intermédiaire qui naît, et des nerfs sous-péritonéaux, et du plexus d'Auerbach et du plexus de Meissner. Enfin, examinant à un très-fort grossissement les rameaux du plexus intermédiaire, on verra qu'ils fournissent de fins rameaux, lesquels vont former entre les fibres lisses un réseau intra-musculaire, du réseau intra-musculaire naissent les fibres terminales que l'on suit jusqu'à leurs terminaisons en boutons.

Nous allons donner quelques détails sur chacun de ces réseaux.

A. *Nerfs d'origine sous-péritonéaux.* — Les nerfs qui

se distribuent au tube digestif forment, dans le péritoine, des ramifications qui ne constituent pas un plexus proprement dit, mais des réseaux très-larges de nerfs assez volumineux pour être vus à l'œil nu. Ils accompagnent ces vaisseaux et leur envoient des rameaux particuliers, qui forment les plexus fondamentaux des artères et des veines. On rencontre sur le trajet de ces nerfs des ganglions, qui sont ou entourés de toutes parts des tubes, composent le nerf, ou font saillie sur le nerf dans tous les sens ou bien latéralement, et alors présentent deux ou trois rameaux efférents.

Comme exemple de dimensions, je citerai celles d'un ganglion latéral, qui formait une saillie irrégulièrement ovalaire au-dessus d'un nerf sous-péritonéal. (Estomac du chien.) Le nerf, dans lequel existent des fibres à moelle nombreuses, a une épaisseur de 40 micra. Les deux nerfs efférents sortent du ganglion presque perpendiculairement à la direction du nerf d'origine, ils ont 10 et 12 micra. Le ganglion mesure environ 80 à 100 micra dans ses deux diamètres, c'est-à-dire qu'il a près d'un dixième de millimètre de grand axe. On compte facilement, à l'intérieur, dix cellules ganglionnaires, variant en diamètres de 10 à 20 micra, et en outre des cellules arrondies ayant souvent un noyau, et mesurant 5 à 10 micra ; nous avons dit ailleurs qu'on peut les considérer comme des myélocytes, ou peut-être des noyaux de la gaîne du ganglion.

Les nerfs sous-péritonéaux sont composés surtout de fibres nerveuses à moelle, mesurant en moyenne 5 micra. Dans l'intestin, ces nerfs sont moins faciles à distinguer, et ils semblent pénétrer plus rapidement et plus directement dans la paroi du tube digestif.

B. *Plexus d'Auerbach ou plexus myentérique.* — L'aspect de ce plexus est caractéristique, et ne se retrouve nulle part ailleurs, si ce n'est dans le plexus de Meissner. Comme on le voit, fig. 1, des ganglions irréguliers, aplatis, rapprochés les uns des autres, unis entre eux par des rameaux aplatis, composés de quatre à huit tubes nerveux, forment des mailles irrégulières, un véritable plexus ganglionnaire.

Les ganglions ont trois, quatre, cinq et jusqu'à huit angles. Le nombre de ganglions est si considérable que, suivant Auerbach, dans l'estomac du lapin, on trouve jusqu'à vingt ganglions dans un quart de ligne carrée; chez le pigeon, cet observateur a compté, dans le même espace, quatre gros ganglions, et quelques autres plus petits. J'ai moi-même trouvé les proportions suivantes :

Dans l'intestin du cochon d'inde (comme le montre la fig. 1), sur une étendue de 4 millimètres carrés, je compte environ trente-quatre ganglions, et en moyenne on peut dire qu'il existe huit à dix ganglions dans un millimètre carré du plexus d'Auerbach chez le cochon d'inde.

Chez le rat, je trouve jusqu'à quatorze ganglions dans un millimètre carré.

Ces chiffres montrent suffisamment l'importance des ganglions du plexus myentérique, et la quantité colossale de cellules nerveuses ganglionnaires qu'il renferme.

La forme de ces ganglions est tellement variée, qu'elle échappe à une description générale : tantôt groupées en masses considérables ovoïdes (Voy. fig. 12), les cellules nerveuses sont ailleurs entourées par des fibres nerveuses qui les circonscrivent en formant un ganglion étoilé, tantôt comme l'ont remarqué Remak, Kraüse, Auerbach, on trouve des hémi-ganglions, c'est-à-dire que la moitié d'un rameau nerveux est seule unie aux cellules du ganglion; enfin, dans d'autres cas, les cellules ganglionnaires sont disposées par bandes, au centre d'un rameau nerveux aplati en ruban on peut voir quelquefois de une à trois cellules ganglionnaires isolées au milieu d'un nerf.

Le nombre des cellules nerveuses qu'on peut nettement distinguer, varie beaucoup, ordinairement de six à dix, il s'élève souvent à trente et quarante, et même plus encore.

Le ganglion est entouré d'une enveloppe d'aspect fibreux continue avec le névrilème, c'est la gaîne commune des nerfs périphériques de M. Robin. Dans quelques cas, elle est considérablement épaissie, on trouve autour des cellules et entre elles ces éléments cellulaires, à noyaux, que nous avons rapprochés des myélocites, de plus, on reconnaît des noyaux qui appartiennent à l'enveloppe du ganglion. Enfin le ganglion renferme des granulations assez grosses, situées entre ses divers éléments. Les cellules ganglionnaires m'ont paru très-souvent multipolaires, et à leur égard je diffère d'opinion avec Auerbach et Kolliker qui ont cru que la variété apolaire prédominait. Ces cellules ont un diamètre variable, elles peuvent avoir dans la plus grande largeur jusqu'à 20 à 25 micra, elles présentent un nucléole non coloré par l'or, ayant 4 à 5 micra d'épaisseur, enfin un contenu granuleux coloré en violet très-foncé par l'or.

Les *nerfs* du plexus sont aplatis, ils forment des

bandelettes variant entre 20, 30, 40 micra et plus, on y compte de nombreux cylindres d'axe jusqu'à cinq, six, huit et même dix. Le périnèvre, épais, contient des noyaux nombreux, ovalaires ou triangulaires, ayant 5 à 7 micra dans leur plus grand diamètre, j'ai vu également des noyaux sur le trajet de certaines fibres nerveuses, ainsi qu'un bon nombre de fibres pâles, et de fibres rubanées, dans les rameaux qui unissent les ganglions entre eux.

Le *plexus de Meissner* nous arrêtera peu, il présente une texture analogue, et les rameaux qu'il fournit aux muscles lisses se comportent comme les rameaux du plexus intermédiaire, naissant du plexus d'Auerbach.

C. *Réseau intermédiaire.* — Il prend son origine dans les trois plexus précédents, il est composé de fins rameaux nerveux issus des ganglions et surtout des troncs nerveux qui unissent les ganglions ou en sortent. Ces rameaux sont composés de petits faisceaux renfermant deux à trois cylindres d'axe et quelquefois ils ont l'aspect de fibres rubanées ; les rameaux se subdivisent plusieurs fois, ordinairement dichotomiquement, quelquefois trichotomiquement; ils siégent entre les faisceaux de fibres lisses.

On remarque sur le trajet de ces rameaux nerveux, des nodules irréguliers situés au niveau des divisions, et des noyaux placés sur leur parcours ; ces rameaux varient en volume entre 2 et 4 micra, les plus fins n'ont que 1 micra, les noyaux ont en général 2 micra de large sur 6 à 10 de long. Les renflements ou nodules sont irréguliers, rhomboédriques, ou irrégulièrement polygonaux, les diamètres extrêmes varient entre 5 et 10 micra dans divers sens, et quelquefois moitié moins.

La figure 13 montre dans l'estomac du chien comment ces rameaux se continuent sans démarcation bien tranchée avec le plexus formé par les ramifications intra-musculaires.

D. *Réseau intra-musculaire. — Fibrilles terminales.* — Les particularités de ce réseau dans l'intestin et l'estomac sont de bien faible importance. Cependant il nous a paru que les mailles étaient plus allongées dans le sens des fibres lisses, et les anastomoses transversales moins nombreuses.

Quant au mode de terminaison, il est conforme au type que nous avons décrit (Ch. IV).

Les figures 16 et 17 montrent la terminaison des nerfs dans les fibres lisses de l'estomac et de l'intestin (chien et cochon d'Inde).

Ce qui s'observe chez le chien et le cochon d'inde me semble devoir exister chez l'homme.

La déduction par analogie renferme ici des points nombreux de comparaison, et je ne répéterai pas un raisonnement qui a déjà été fait dans les généralités.

Technique. — L'étude des plexus présente certaines difficultés qui tiennent à la nécessité de séparer avec soin les couches minces constituant la paroi du tube digestif.

Pour arriver à ce but, on étalera sur du liége une portion du tube digestif coupé en son milieu, et en le fixant avec des épingles, on le tendra fortement; on enlève ainsi, couche par couche, la muqueuse, le tissu fibreux sous-muqueux, et des lambeaux assez développés de chaque couche musculaire.

Pour une étude plus approfondie, lorsque ces diverses couches ont macéré dans l'acide pyroligneux ou le chlorure d'or, on peut de nouveau arracher des lambeaux très-fins, sur lesquels on observera presque toujours des portions du plexus d'Auerbach, du plexus intermédiaire. La dilacération, ou mieux encore l'emploi de l'acide tartrique à chaud permet d'étudier la texture des ganglions et les terminaisons.

Les divers réactifs doivent ici surtout être employés concurremment pour appuyer une conviction sérieuse sur la nature ganglionnaire des plexus.

L'injection préalable des vaisseaux est un obstacle à l'étude des plexus, car les vaisseaux sanguins qui accompagnent les ganglions, une fois injectés et dilatés, masquent presque entièrement les éléments nerveux.

CHAPITRE VIII.

NERFS DES MUSCLES LISSES DE LA VESSIE.

Historique. — L'étude histologique des réseaux nerveux de la vessie a été entreprise à la même époque que celle des nerfs du tube digestif, et par les mêmes observateurs. Les anatomistes ont d'abord démontré le plexus fondamental, mais ce n'est qu'en 1852 que Remak pour la première fois signale l'existence de ganglions analogues à ceux qu'il avait décrits sur le trajet des nerfs viscéraux. Meissner, en 1867, retrouve les ganglions du plexus fondamental chez le lapin, et décrit même quelques cellules ganglionnaires dans la vessie de l'homme.

Billroth, Manz, voient ces ganglions chez la grenouille. (1858-1859).

Ces auteurs n'ont rien indiqué de sérieux sur les plexus terminaux des muscles lisses.

Beale (1861-1862) décrit le premier un réseau de fibres sympathiques naissant du plexus fondamental, et constate les renflements que présentent sur leur trajet, et au niveau de leurs divisions les fibres nerveuses qui terminent ces réseaux entre les éléments musculaires lisses. Malgré l'emploi d'un grossissement de 2000 diamètres, et probablement à cause du réactif dont il s'est servi (acide acétique 1, glycérine 800) il n'a pas vu les terminaisons, aussi conclut-il que les nerfs se terminent par un réseau de fibres pâles.

His, en 1863, constate ce même plexus de fibres pâles, à la fois dans les vaisseaux et dans la vessie.

Klebs, en 1865, accomplit un progrès réel, il décrit avec soin les divers réseaux, et la nature des fibres nerveuses qui les composent, chez la grenouille. Il admet des fibres à double contour ou à bords foncés dans le plexus d'origine, des fibres fines existant dans ce plexus et dans le suivant, ou plexus intermédiaire. Enfin des fibrilles terminales variqueuses, situées entre les éléments musculaires qui ont à peine 0,3 micra, et qui, se divisant dichotomiquement, offrent au niveau de leur dédoublement une nodosité ou corpuscule triangulaire. Klebs employait une solution de 5 0/0 de sucre additionnée d'une goutte d'acide sulfurique par centimètre cube.

Ce réactif exagère la disposition variqueuse des fibres nerveuses qui est moins prononcée que ne l'a indiqué cet auteur. Klebs n'a pas vu de rapports directs entre la fibre nerveuse et la fibre musculaire lisse.

On remarquera que, à part les ganglions constatés par Meissner dans la vessie de l'homme et du lapin, la plupart des recherches précédentes ont été faites sur des grenouilles.

Mes études ont porté sur des rongeurs (cochon d'Inde, rat), sur le chien et enfin sur l'homme. Une description commune convient à ces différents animaux, et nous suivrons ici comme ailleurs toute la distribution des nerfs.

Description. — Lorsque dans les interstices laissés entre eux par les faisceaux musculaires représentant de véritables muscles grêles visibles à l'œil nu, et croisés en sens divers, on suit les vaisseaux, on aperçoit des troncs nerveux qui accompagnent les vaisseaux.

Ce nerfs se composent de plusieurs fibres nerveuses renfermées dans un périnèvre apparent et portent des ganglions nombreux.

Au premier aspect, ces nerfs paraissent formés de fibres à moelle. Ils constituent un réseau à mailles larges, entourant les vaisseaux et les muscles lisses, ils sont situés dans le tissu cellulaire qui sépare les diverses couches formées par les gros faisceaux de fibres lisses. De ce réseau naissent des rameaux nerveux plus grêles, qu'on peut poursuivre entre les faisceaux secondaires qui composent les petits muscles lisses.

Ces rameaux sont composés de tubes nerveux à moelle et de fibres pâles, réunis au nombre de deux à trois. Ils portent encore des ganglions plus petits que les précédents et visibles au microscope. Les rameaux de ce réseau se subdivisent en filets grêles qui, pénétrant dans les faisceaux musculaires les plus fins, constituent un troisième réseau à fibres parallèles ou perpendiculaires aux fibres lisses, formant des mailles qui entourent ou séparent ces éléments, et qui présentent au niveau de la division des fibres, c'est-à-dire aux angles des mailles, de petits renflements ou nodules ovoïdes ou irréguliers, avec deux à trois et rarement quatre angles.

C'est de ce dernier réseau que partent des fibrilles qui rampent à la surface des fibres musculaires lisses, paraissent y pénétrer et portent de petits renflements terminaux en bouton, ou ponctiformes.

Chacune de ces parties mérite quelques détails.

A. *Nerfs*. — La fig. 2 (pl. I), montre entre deux ganglions une portion de nerf du plexus fondamental, vu à un faible grossissement (35 d.). Il mesure environ 100 micra ou un dixième de millimètre ; c'est à peu près le plus grand diamètre que nous aient présenté les nerfs munis de ganglions.

Ces nerfs sont entourés d'un périnèvre dont les noyaux étroits, ovoïdes, et plus souvent triangulaires, ont en longueur 10 micra, en largeur 2 à 3 micra.

Le nombre de tubes renfermés dans ces nerfs est variable ; en surface on peut compter jusqu'à huit ou dix tubes. Déjà dans ces nerfs nous avons trouvé des fibres pâles.

Les rameaux de division sont deux, trois, quatre fois moins larges ; les plus fins sont composés de deux ou trois tubes, et chez l'homme, un rameau de trois tubes mesure 15 micra de large. Les noyaux du périnèvre conservent dans les divers rameaux des dimensions et des caractères d'ailleurs à peu près identiques chez l'homme et chez le chien.

Les nerfs de second ordre ou intermédiaires sont également composés de fibres à moelle, mais, très-souvent, de fibres pâles ; diverses variétés de fibres nerveuses peuvent être réunies dans un même faisceau. Elles présentent quelquefois des renflements dont nous reparlerons.

Le réseau intra-musculaire et les fibrilles terminales ont des caractères déjà indiqués, chap. I, et sur lesquels je ne reviens pas, car ils se rapportent à la description générale.

B. *Ganglions.* — Ils existent dans les nerfs des deux premiers plexus, c'est-à-dire qu'ils siégent en dehors des muscles ou dans l'interstice des faisceaux qui les composent. Les plus volumineux, ovoïdes ou irrégulièrement arrondis, peuvent mesurer un demi-millimètre ou deux tiers de millimètre de longueur (V. fig. 2). Chez l'homme, nous en avons observé ayant un dixième de millimètre de long.

Ces ganglions sont entourés par une gaine dont les noyaux arrondis ou ovales ont jusqu'à 10 micra dans leur plus grand diamètre.

Les cellules ganglionnaires sont nombreuses ; j'ai compté jusqu'à plus de quarante cellules dans un ganglion ovale de la vessie du lapin ; mais on rencontre souvent des ganglions de cinq ou six cellules, quelquefois moins ; enfin, il n'est pas rare de trouver au voisinage d'un ganglion une cellule nerveuse située au milieu d'un rameau nerveux, près du point d'emergence du nerf, hors du ganglion.

Quelquefois, à côté d'un gros ganglion, on en trouve un beacoup plus petit, comme on le voït dans la fig. 2 (pl. I). Les cellules ganglionnaires sont ou nettement multipolaires, ou bien bipolares et arrondies, ovales. Elles mesurent pour les plus grosses 80 micra de large sur 40 à 50 ; les plus rondes, 40 à 50 micra ; elles renferment un noyau arrondi, que l'or ne colore pas, et qui mesure en général 10 à 12 micra.

Ces ganglions sont diversement disposés sur le trajet des nerfs, tantôt au centre des tubes, ou latéraux, ou débordant le nerf en tous sens, ou placés au niveau d'une bifurcation des nerfs.

Les rameaux efférents sont souvent composés de fibres pâles, rubanées, aplaties et large, de sorte que la transformation des fibres semble se faire dans le ganglion.

Le nombre des ganglions doit être considérable, en effet, sur le trajet d'un nerf; de la vessie de l'homme; j'ai représenté (fig. 4, 5, 6, 7, 8 et 9) cinq ganglions distants de 1 à 1,5 millimètres.

Les *renflements ou nodules* du réseau intra-musculaire, existant également sur des nerfs du réseau intermédiaire, sont fort nombreux dans la vessie. Ils se présentent tantôt sous la forme de noyaux ovoïdes, mesurant 5 micra sur 2, et sont alors souvent situés sur le trajet d'un rameau nerveux, tantôt ils sont triangulaires et même quadrangulaires, et de chacun des angles partent des fibres; la masse ainsi formée représente ordinairement une surface équivalent, à un carré de 5 à 7 micra de côté. Quelques-uns sont plus volumineux et représentent une figure polygonale irrégulière, avec angles rentrants, et dont la surface totale correspond à un rectangle de 20 micra sur 10. Nous avons donné notre opinion sur la nature de ces renflements au chapitre général.

En résumé, les nerfs de la vessie dans leur distribution représentent le type général.

En dehors des muscles, on trouve le plexus fondamental; entre les fibres lisses, le plexus intra-musculaire et les fibrilles terminales, un réseau intermédiaire unit ces deux plexus.

La distribution des nerfs dans la vessie offre comme particularités :

La présence d'un grand nombre de ganglions, situés sur le trajet des nerfs du plexus fondamental et du plexus intermédiaire, une fusion assez complète des deux premiers plexus.

Enfin, le développement du réseau intra-musculaire et de ses renflements.

Technique. — On peut appliquer à la vessie les procédés employés pour le tube digestif, on étend des portions de l'organe sur du liége, on enlève la muqueuse, puis on peut facilement isoler des faisceaux musculaires grêles. On peut aussi procéder en sens inverse et détacher le péritoine et le tissu cellulaire sous-péritonéal. Pour bien voir les ganglions, il faut enlever de larges couches musculaires. Les petits animaux sont très-utiles ; la vessie de la grenouille, par exemple, peut être examinée tout entière après qu'on a enlevé la muqueuse. La macération dans l'acide pyroligneux étendu facilite l'ablation de la muqueuse et l'isolement des faisceaux musculaires.

CHAPITRE IX.

DISTRIBUTION ET TERMINAISON DES NERFS DANS LES VAISSEAUX.

Historique. — L'action des nerfs sur la contractilité vasculaire a été si brillamment démontrée par la physiologie que l'on peut s'étonner à bon droit que la découverte de Claude Bernard n'ait pas été plutôt suivie d'une démonstration anatomique complète.

Cependant ce n'est qu'en 1863 que les nerfs des vaisseaux ont été poursuivis jusqu'aux fibres musculaires. Kolliker a réclamé l'honneur de la priorité; dans un travail sur la terminaison des nerfs dans les muscles de la grenouille, en 1863, cet histologiste avait décrit des fibres pâles à noyau se subdivisant avant d'aboutir aux fibres lisses, il en avait vu la continuité avec une fibre à double contour. His, la même année, a décrit et figuré les réseaux des fibres pâles siégeant dans la tunique cellulaire des artères de la vessie et du mésentère de la grenouille. Suivant lui, un rameau nerveux formé d'un tube à double contour entouré de périnèvre pénètre dans l'adventice, mais en se transformant. La moelle disparaît, le périnèvre se confond avec l'adventice, et le tube à moelle devient un tube pâle, dont les divisions forment un réseau à mailles complexes et assez étroites qui présentent des noyaux ou nodules aux angles des mailles auxquels aboutissent 2 à 3 fibres nerveuses pâles. Ces fibres se termineraient par des extrémités fines dans la couche musculaire.

Beale et Lehmann ont chacun de leur côté obtenu des résultats analogues sur les vaisseaux de la grenouille, mais ils ont de plus signalé des ganglions et des cellules ganglionnaires sur le trajet des nerfs et dans la paroi vasculaire. Lehmann a trouvé ces ganglions dans la veine cave inférieure de la grenouille et Beale sur diverses artères.

Enfin M. Gimbert, en 1865, a figuré les nerfs vasculaires des artères de la grenouille, et décrit des ganglions accolés à ces vaisseaux ; il s'appuyait sur des recherches particulières, sur des préparations d'Ordonez qui n'a rien publié à ce sujet, et sur les notions professées par M. Robin. Pour M. Gimbert, les nerfs se terminent en pointe dans la couche musculaire lisse des artères.

Malgré ces recherches, la question des nerfs ne paraissait pas fort avancée en 1867, puisque Kolliker écrivait dans la 5e édition du *Traité d'Histologie*, que beaucoup d'artères semblent privées de nerfs, telles seraient la plupart des artères du cerveau, de la moelle, des plexus choroïdes, du placenta, etc... et cet auteur ajoutait que ses recherches nombreuses et négatives ne lui permettaient pas de conclure avec Beale que la disposition des nerfs vasculaires observés chez la grenouille pourrait être considérée comme existant chez les animaux supérieurs. Plus heureux que ces observateurs, j'ai pu suivre les nerfs vasculaires dans des vaisseaux du lézard, du cochon d'Inde, du chien, et enfin de l'homme, et constater que chez tous ces animaux, la distribution des nerfs présente une grande analogie. J'ai vu la terminaison des nerfs même dans l'artère ombilicale, et je crois très-avancée la démonstration de cette conclusion qu'aucun vaisseau sanguin renfermant des muscles lisses ne doit être dépourvu de nerfs.

Description. — C'est sur le lézard que j'ai d'abord observé le plus facilement la distribution des nerfs dans les artères.

La figure 25, pl. iii, est une reproduction exacte de la distribution nerveuse dans une branche de la crosse aortique droite.

On voit un plexus d'origine à larges mailles situé en dehors de l'artère dans la gaine celluleuse. Ce plexus est composé de nerfs dans lesquels on peut distinguer 5 à 8 tubes nerveux pour les plus gros, et 3 à 4 pour les plus petits, ils enveloppent l'artère de leurs mailles allongées, à branches transversales ou obliques. De ce plexus naissent des rameaux plus grêles qui forment dans la couche fibreuse de l'artère un réseau à mailles étroites, allongées, qui présentent sur leur trajet de très-petits ganglions comme on peut le voir (fig. 25). Enfin de ces réseaux partent des filaments plus grêles qui se perdent dans la couche musculaire.

Cette disposition générale existe avec quelques modifications dans toutes les artères, et nous l'avons retrouvée chez plusieurs mammifères.

Aussi pourrons-nous tracer les caractères généraux de la distribution des nerfs en réunissant les faits observés chez divers animaux. La distribution des trois réseaux fondamental, intermédiaire, intra-musculaire est naturellement indiquée.

(A) *Nerfs.* — Les vaisseaux sont accompagnés de rameaux nerveux, et ceux-ci forment tantôt un véritable plexus qui semble destiné spécialement aux vaisseaux, ou bien est commun à ces organes et aux muscles lisses, tantôt ces rameaux sont grêles et côtoient les vaisseaux auxquels ils donnent des filets très-déliés, ou même sont réduits à l'état de fibres pâles très-fines qui ne se retrouvent que dans la tunique externe des vaisseaux. En d'autres termes, on trouve le long des vaisseaux ou un plexus fondamental, ou de simples rameaux qui le représentent, mais dans la couche externe on peut toujours observer un plexus intermédiaire, enfin au milieu des fibres musculaires lisses on découvre les fibres pâles et très-déliées du plexus intra-musculaire, et aussi les fibrilles terminales avec leurs renflements.

Les nerfs du plexus fondamental sont ceux qui offrent les plus grandes variétés, ainsi chez le lézard on les voit à leur plus haut degré de développement sur les crosses aortiques et les branches qui en naissent (voy. fig. 25). Nous observons également le plexus fondamental presque aussi développé dans la carotide du chien (fig. 26) et dans ces cas il est entièrement destiné aux vaisseaux.

Dans les artères des divers organes et de petit calibre, le plexus fondamental est moins prononcé, aussi dans l'estomac, la vessie, le ligament large, le mésentère, l'iris (chiens, rongeurs, reptiles, batraciens) le réseau qui accompagne les artères n'est destiné qu'accessoirement à ces vaisseaux, et se confond avec le plexus fondamental destiné aux muscles lisses et à la muqueuse.

Dans la pie-mère (cochon d'Inde, chien), ce réseau paraît surtout destiné aux vaisseaux, et j'y ai vu des nerfs nombreux et volumineux accompagnant les artères.

Quand le plexus fondamental est riche, on trouve dans les nerfs un grand nombre de tubes à moelle, mais aussi quelques fibres pâles et rubanées. Quand il est représenté par des rameaux grêles, les fibres pâles sont au contraire plus nombreuses.

Ces plexus, quelle que soit leur importance, présentent sur leur trajet des renflements ganglionnaires.

Chez l'homme, il y a quelque différence dans la disposition du plexus fondamental, au moins pour certaines artères (artères de l'avant-bras et de la main). En effet, je n'ai rencontré que des rameaux peu nombreux représentant le plexus fondamental, et ces rameaux m'ont paru composés presque exclusivement de fibres pâles, ou au moins de tubes à moelle de la plus fine variété. Cette différence ne devient qu'apparente, si on admet que le plexus fondamental est ici placé dans la gaine celluleuse commune des gros troncs vasculo-nerveux, et c'est à l'œil nu qu'on pourrait poursuivre l'étude de ces réseaux. Chez les petits animaux, ce réseau est assez rapproché des vaisseaux pour qu'on puisse l'examiner au microscope en même temps qu'eux.

Aussi dans les viscères cette différence disparaît pour les petites artères, et l'on voit, autour des artères et veines séreuses, un plexus fondamental qui est en partie destiné à ces canaux.

J'ignore si, pour les grosses artères de l'homme, la disposition est la même que chez le chien ou le lézard.

Quoi qu'il en soit. le réseau fondamental ou les rameaux qui le représentent offrent une particularité importante qui est la présence de ganglions dont nous parlerons plus loin.

(B) *Les nerfs du réseau intermédiaire* sont situés dans la tunique externe des vaisseaux; bon nombre d'entre eux naissent du plexus fondamental en dehors de cette tunique, et ont, avant d'y pénétrer, les caractères de ceux qui prennent naissance du plexus fondamental au point où il est en rapport immédiat avec la tunique externe.

Comme on l'a vu, His a montré quelle était la disposition ordinaire. Les tubes à moelle se transforment en pénétrant dans la couche fibreuse des artères; la moelle disparaît, le périnèvre n'est plus reconnu, le tube nerveux à moelle est réduit à l'état de fibre pâle, aplatie ou rubanée; mais on retrouve ordinairement de un à deux cylindres d'axe, et quelquefois plus encore, au milieu d'un tube pâle. Ces nerfs ont souvent l'aspect fibrillaire.

On observe dans ces réseaux quelquefois des ganglions, et ordinairement les nodules ou renflements particuliers aux derniers réseaux des fibres nerveuses.

J'ai constaté l'existence de ce réseau chez le lézard, la grenouille, le rat, le lapin, le cochon d'Inde, le chien, enfin sur l'homme.

Chez l'homme, j'ai vu ce réseau intermédiaire dans

les artères vésicales, et j'en ai retrouvé les rameaux dans les artérioles du tissu cellulaire du poignet, mais je ne puis affirmer qu'il ait ordinairement un développement aussi considérable que chez les animaux précédents. Les fig. 25 et 26 montrent les diverses parties du réseau intermédiaire dans les artères du chien et du lézard.

Du second réseau naissent des fibres grêles qui, en se subdivisant dichotomiquement ou en trois branches, constituent le réseau intra-musculaire.

(C). — *Réseau intra-musculaire et fibrilles terminales.* — Les fibres qui se ramifient à l'intérieur de la couche musculaire sont assez faciles à constater chez les grenouilles, le lézard et les mammifères ; elles ont les caractères communs déjà décrits ; très-ténues, elles mesurent généralement 0,50 à 1 micra et un peu plus de diamètre ; elles présentent des noyaux de renforcement sur leur trajet et des nodules à leurs points de division, c'est-à-dire aux angles des mailles allongées qu'elles forment entre les fibres musculaires. Les figures 29, 30, 31, montrent diverses positions de ce réseau, ainsi que les fibrilles terminales qui en naissent. On remarquera que les fibres de ce réseau sont parallèles ou perpendiculaires aux fibres lisses, que les fibrilles terminales naissent latéralement dans une direction perpendiculaire au rameau qui les porte, ou bien en semblent la continuation. Quant au renflement ponctiforme terminal, il n'offre rien de spécial et est conforme au type ordinaire.

(D). — *Ganglions, anastomoses, nodules.* — Les ganglions s'observent aussi bien dans le plexus fondamental que dans le plexus intermédiaire, c'est-à-dire qu'ils sont situés autour des vaisseaux, et jusque dans la tunique externe. Dans le plexus fondamental, ils siégent à une certaine distance du vaisseau et ordinairement sont situés sur le trajet d'un des nerfs qui constituent les plus gros troncs, et offrent divers rameaux nerveux afférents ou efférents (V. fig. 11, pie-mère).

Ces ganglions sont les plus volumineux et renferment un nombre souvent considérable de cellules nerveuses, multipolaires, de 10 à 30 et plus encore. Ailleurs les ganglions forment un simple renflement sur le nerf, et alors sont constitués par un petit nombre de cellules nerveuses, et entourés de toutes parts de tubes nerveux (pie-mère du cochon d'Inde, crosse aortique du lézard).

Enfin, ils peuvent faire une saillie ovoïde de toutes parts et interrompent le trajet du nerf (vessie de l'homme, etc.).

On trouve également des ganglions dans la tunique externe, ou au moins à sa surface, ils sont plus petits (V. fig. 25, 26 (a) 27), et cependant j'ai pu y compter nettement 2 à 3 cellules dans les plus petits (fig. 25), et jusqu'à 10 ou 12 cellules (carotide du chien, fig. 27). On voit émerger de ces ganglions des fibres rubanées et des fibres pâles à stries fibrillaires. Je n'ai pas constaté de ganglions intra-vasculaires chez l'homme, mais on trouve des ganglions péri-vasculaires, visibles à l'œil nu, dans la plupart des plexus qui, à la racine des membres, entourent les troncs vasculaires, et dans les plexus qui entourent les gros vaisseaux des viscères. De plus, sur des rameaux très-grêles, on peut encore au microscope, trouver des renflements ganglionnaires, comme je l'ai vu sur un rameau de la vessie de l'homme, croisant une veinule et donnant naissance à des filets nerveux, destinés à cette veine.

Ce ganglion représentait chez l'homme, pour les petits vaisseaux, les ganglions du plexus intermédiaire des artères du lézard et du chien.

En même temps que les ganglions, on trouve dans les deux premiers réseaux, des *anastomoses plexiformes*. Celles qui existent en dehors des vaisseaux ne nous arrêteront pas, car ce ne sont pas des plexus microscopiques, et on les décompose par leur dissection attentive ; mais il en existe qui, suivant l'organe considéré, tantôt siégent en dehors des muscles lisses et sur le trajet des nerfs du plexus fondamental (uretère du chien) ; tantôt sont placés dans la tunique externe même, c'est-à-dire dans le plexus intermédiaire, comme dans la carotide du chien (fig. 26 (b), et fig. 28). Ces plexus offrent un certain intérêt, comme nous l'avons déjà indiqué au chapitre général.

Les *nodules on renflements* se voient déjà sur les branches du plexus intermédiaire, c'est-à-dire dans la tunique externe ; ils existent dans le plexus intramusculaire ; on peut voir par les figures 26, 29, 30, 31, qu'ils ne présentent pas de caractères particuliers dans les artères.

Il nous reste à parler d'une *disposition anatomique assez remarquable* des nerfs vasculaires au point d'origine des branches artérielles collatérales, et qui, observée chez le lézard, les rongeurs et le chien, se rencontre d'une façon tellement constante, qu'elle peut être admise comme le type général du mode de division du plexus nerveux, au niveau des divisions vasculaires. Cette disposition se voit bien chez le lézard dans les branches intercostales ou lombaires qui naissent de l'aorte.

Autour de l'origine de la branche artérielle, on observe un plexus siégeant dans la tunique externe, et qui fait partie du plexus intermédiaire. Ce plexus est constitué par des fibres nerveuses, émanant des rameaux les plus voisins et affectant une direction circulaire concentrique au vaisseau qui se détache du tronc principal. Les fibres afférentes de ce plexus sont parallèles ou obliques par rapport à la direction de l'aorte, ou tronc d'origine ; elles se perdent en se ramifiant, s'anastomosant dans le plexus annulaire; les fibres efférentes sont parallèles à l'artère intercostale, et les deux ordres de fibres sont ainsi disposés sur deux plans différents, perpendiculaires entre eux et présentant au niveau de leur point de rencontre un plexus annulaire. De plus, on trouve souvent dans ce plexus de véritables cellules nerveuses ganglionnaires, multipolaires, avec 4, 5, et 6 prolongements et siégeant dans le coude formé par les deux artères.

Pour les artères d'un plus petit calibre, nous avons souvent trouvé, en une situation correspondante, deux ou plusieurs fibres nerveuses, qui présentent au moins de gros nodules, ou des anastomoses plexiformes qui semblent, pour les petites artères de l'homme, remplacer les cellules ganglionnaires du lézard et des batraciens.

(E). — *Plexus nerveux des veines.* — Jusqu'à présent, nous avons parlé surtout de la distribution des nerfs aux artères. Les veines sont moins riches en fibres musculaires lisses et reçoivent des rameaux nerveux moins nombreux. Le plexus fondamental se confond en général avec celui de l'artère voisine, c'est-à-dire qu'il est commun à ces divers vaisseaux.

Il faut faire exception pour les grandes veines de l'abdomen, veine porte et veine cave près du cœur,pour lesquelles le plexus fondamental est plutôt destiné aux veines qu'aux artères, la présence de faisceaux musculaires longitudinaux surajoutés dans la gaine explique cette différence. Lehmann et Beale ont vu des ganglions dans la paroi de ces veines chez la grenouille.

Cependant les veines reçoivent encore des nerfs nombreux, formant des plexus analogues à ceux des artères. J'ai pu constater le plexus intermédiaire sur des veines de la vessie de l'homme, je n'ai pas retrouvé de ganglions dans les plexus nerveux intermédiaires des veines de l'homme, du chien, du rat, mais dans le plexus intermédiaire d'une veine mésaraïque du lézard, j'ai vu deux cellules nerveuses multipolaires, accolées ensemble. Et même chez l'homme, j'ai trouvé un renflement gangliforme siégeant sur le trajet d'une fibre pâle rubanée, croisant la veine et représentant une branche du plexus fondamental.

Le plexus intermédiaire des veines existe, mais il forme des mailles plus larges que dans les artères.

En somme, les rameaux nerveux des veines sont plus développés qu'on ne serait porté à le croire.

Cette étude des nerfs des vaisseaux est encore bien incomplète sur beaucoup de points, mais je crois que dès maintenant les particularités les plus remarquables ont été vues, et c'est surtout pour l'homme, que de nouvelles recherches sont nécessaires.

(F) *Nerfs des artères du cordon ombilical de l'homme.* — Quand dans un organe il existe des fibres lisses, on ne doit pas s'étonner qu'on y rencontre des nerfs, et l'étude du cordon apporte un argument assez remarquable à cette loi générale que toutes les fibres lisses sont en communication avec les nerfs.

Jusqu'à présent, j'ai pu voir dans la paroi des artères ombilicales, des rameaux nerveux qui représentent le plexus intra-musculaire, ces rameaux présentent une ou deux divisions dichotomiques, qui, s'insinuant entre les fibres musculaires lisses, se terminent par des renflements qui ont pour siége le noyau de la fibre lisse, ou toute autre partie de cet élément. Au point de division dichotomique des fibrilles terminales existe également un renflement ponctiforme.

La fig. 30, pl. 3, montre les fibrilles terminales dans une artère ombilicale du cordon d'un placenta examiné aussitôt après la délivrance.

Mensurations. — Nous réunissons ici à titre de documents, quelques détails concernant les dimensions des réseaux et des parties qui les constituent. Prises sur divers organes et divers animaux, elles serviront à apprécier le volume moyen des rameaux nerveux.

Nerfs des artères. — Chez le lézard les troncs du plexus fondamental ont de 20 à 30, à 40 et 50 micra. Dans un rameau de 20 micra d'épaisseur j'ai compté jusqu'à 4 ou 5 tubes, et dans les plus gros on peut compter jusqu'à 15 tubes.

Chez le chien, les troncs nerveux du plexus fondamental carotidien offrent un volume qui pour les moyens est de 50 micra environ.

Chez le cochon d'Inde, dans la pie-mère, les troncs nerveux qui portent des ganglions ont jusqu'à 60 micra, les nerfs moyens ont de 30 à 40 micra. Dans les gros nerfs on compte jusqu'à 30 ou 40 tubes.

Chez l'homme, les troncs qui servent de plexus fondamental commun aux vaisseaux et aux muscles dans la vessie ont jusqu'à 70 micra.

Des rameaux qui sont spécialement destinés aux vaisseaux ont en moyenne 30 à 40 micra. Ces rameaux peuvent, avec un volume de 20 à 25 micra, ne renfermer que 2 tubes à moelle au milieu d'une gaine fort large. Des rameaux de 50 micra au contraire renferment jusqu'à 7 ou 8 cylindres d'axe. Les noyaux du névrilème ont en longueur 6, 8, 10 micra et en largeur 2 à 4 micra.

Les *ganglions* du plexus fondamental ont un volume également variable ; ainsi, chez le lézard, on en trouve autour de la carotide qui, composés de 7 à 8 cellules nerveuses, ont une forme régulièrement quadrangulaire et des diamètres de 50 micra.

Dans la pie-mère du cochon d'Inde, on trouve des ganglions qui ont jusqu'à 300 micra de longueur, 200 de large ; on peut y compter jusqu'à 15 ou au delà cellules ganglionnaires, mais il y a quelquefois, au milieu d'un nerf, des ganglions qui n'ont pas plus de 60 à 70 micra en divers sens.

Dans le réseau intermédiaire ou de la tunique fibreuse, les nerfs sont en général composés d'un petit nombre de tubes, et on trouve 2 ou 3 cylindres d'axe volumineux, entourés de nombreuses fibrilles excessivement fines.

Chez le lézard, j'ai vu ce réseau formé de rameaux dont la grosseur moyenne est de 7 à 8 micra; le nombre des cylindres d'axe n'est pas en rapport avec le volume de ces rameaux, car, dans un filet de 10 micra, on ne trouve quelquefois qu'un seul gros cylindre d'axe entouré de fibrilles.

Dans les petites artères qui n'ont pas plus de 20 micra comme calibre mesuré aux deux bords de la couche musculaire, les rameaux de la gaine n'ont plus que 2 à 3 micra ou même moins encore ; ils semblent alors réduits au cylindre d'axe.

La même observation s'applique à l'artère carotide du chien, la grosseur moyenne des rameaux du plexus intermédiaire est de 10 micra, mais dans les anastomoses plexiformes (voy. fig. 28), les rameaux formés de tubes, de cylindres d'axe, de fibrilles écartées, peuvent avoir une largeur double ou triple.

Chez l'homme, le plexus de la couche externe est formé de rameaux qui m'ont paru varier beaucoup d'épaisseur ; ainsi, dans une artère, ils avaient jusqu'à 7 micra, avec deux gros cylindres d'axe. Dans une artère vésicale, ayant 80 micra d'épaisseur mesurée aux bords de la couche musculaire, les filets nerveux étaient réduits à 3 micra et même 2, mais avec des noyaux ayant jusqu'à 10 micra de long sur 5 à 6 de large.

Technique. — On voit facilement les nerfs vasculaires chez les reptiles et chez les batraciens ; on peut d'une part isoler les gros troncs, et d'autre part les réseaux nerveux sont si développés sur un espace restreint, qu'il est préférable de les étudier d'abord sur le lézard et la grenouille.

Les procédés ordinaires de macération et de coloration sont également utiles.

Pour les mammifères, le mésentère, la pie-mère, le tissu cellulaire sont les premiers organes à choisir, on obtient de belles préparations en choisissant sur de tout jeunes chiens, la carotide et ses branches.

Chez l'homme, à côté des préparations où les vaisseaux sont étudiés accessoirement, en même temps que les nerfs des couches musculaires, la recherche de ces nerfs sera faite sur de petits vaisseaux dans les membres amputés. L'action du chlorure d'or et de potassium manque presque toujours sur des organes pris dans les autopsies; cependant, pour les plexus fondamental et intermédiaire, on peut quelquefois réussir quand les altérations cadavériques sont peu prononcées. Il faut étudier des coupes transversales des artères ou bien, après avoir incisé un fin vaisseau, on l'étale sur le petit verre, et on peut ainsi examiner la tunique externe.

La dilacération permet d'enlever des lambeaux de la tunique musculaire dans les petites artères et de voir ainsi des portions du plexus intra-musculaire, et enfin les fibrilles terminales.

CHAPITRE X.

NERFS DE L'UTÉRUS ET DU LIGAMENT LARGE.

HISTORIQUE. — Tandis que la constatation des nerfs de l'utérus a été nettement établie par Vésale et a été l'objet des recherches de Wilissius (1680) et d'Eustachius, de Graaf, Haller et Walter (XVIIIe siècle), il n'y a pas trente années que les anatomistes ont commencé à préciser la structure de ces nerfs.

W. Hunter (1802), Tiedemann (1822), il est vrai, avaient vu que les nerfs de l'utérus s'hypertrophient pendant la grossesse, mais c'est Remak qui, en 1840, a cherché le premier à élucider ce fait par des recherches micrographiques ; d'après lui, dans la grossesse, les nerfs prennent un aspect grisâtre dû à la formation des fibres à noyau. Remak trouva également des ganglions dans le col de l'utérus de la truie.

Lee, en 1840 et 1841, décrit des ganglions dans l'utérus de la femme, mais ses descriptions sont peu précises au point de vue histologique, aussi bien pour les ganglions que pour les tubes nerveux.

Snow Beck (1845) indique mieux la distinction des fibres gélatineuses et des fibres à double contour. Six ans plus tard, Kilian (1851), dans son beau travail, a réellement posé les bases sérieuses de l'étude histologique de l'utérus et de ses nerfs. Pour lui, les fibres nerveuses à double contour se transforment en fibres à noyau dans l'utérus et s'y trouvent à l'état de fibres sympathiques. Toutefois cet auteur ne décrit ni ganglions, ni réseaux terminaux.

En octobre 1865, Korner décrit des cellules nerveuses unipolaires et bipolaires dans les ganglions péri-utérins, et presque à la même époque, Frankenhæuser montre que, chez le lapin, il existe deux gros ganglions plexiformes des deux côtés du col de l'utérus du lapin, situés sous le péritoine, ils contiennent 80 à 90 cellules ganglionnaires et en outre, fait important et nouveau, il découvre des cellules ganglionnaires sur le trajet des nerfs qui se rendent à l'utérus.

Après lui, Kehrer (1864), Polle (1865) et Koch (1865), confirment l'existence des ganglions extra-utérins chez divers animaux et chez la femme.

Enfin, en 1867, parut la splendide monographie de Frankenhæuser sur les nerfs de l'utérus et leur terminaison dans les fibres musculaires lisses. Frankenhæuser décrit non-seulement l'origine, le trajet intra-abdominal, les renflements ganglionnaires, mais encore les résaux terminaux, et le premier découvre la terminaison des nerfs dans les noyaux des fibres lisses.

Description.— Les études de Frankenhæuser m'ont permis de ne pas insister longuement dans mes recherches sur la terminaison des nerfs dans l'utérus; je me suis contenté de vérifier les points les plus essentiels, et j'utilise ici les descriptions de Frankenhæuser.— Les nerfs de l'utérus étudiés pendant la gravidité sont formés de fibres à double contour ou fibres à moelle, mélangées de fibres sympathiques ou fibres pâles, ou leur donnant origine.

Frankenhæuser distingue quatre ordres de fibres nerveuses qu'on observe dans le ligament large et dans l'utérus.

1° *Les fibres à double contour* sont situées entre une artère et une veine; elles forment des rameaux composés en général de deux fibres à double contour, enveloppées de périnèvre.

Les dimensions du faisceau sont de 15 à 16 micra, les tubes ont en général 5 micra; on remarque sur leur trajet des noyaux ovales, longs de 10 à 11 micra, larges de 3 à 4 micra, distants de 12 à 20 micra.

Le périnèvre a des noyaux de 10 à 13 micra de long, sur 2 à 3 de large; ils se distinguent des noyaux des fibres nerveuses par leur aspect ordinairement triangulaire.

Les fibres se transforment en fibres pâles de diverses façons; tantôt le faisceau nerveux se subdivise, et l'une des divisions ou toutes les deux se transforment en fibres rubanées. Le périnèvre, le double contour disparaissent brusquement : tantôt la transformation se fait directement pour tout le faisceau, ou bien au moment de sa bifurcation.

2° *Fibres sympathiques pâles, nerfs pâles de 1er ordre de Frankenhæuser.* — Elles proviennent toutes de fibres à double contour qui déjà se subdivisent, dans les ligaments larges, en fibres pâles.

Les dimensions sont de 1,6 à 5 micra; en épaisseur, ces fibres présentent des noyaux nombreux, dont les diamètres des noyaux sont 10 micra de long, 5 de large, pour les fibres les plus larges, et 6 de long sur 3 de large pour les fibres plus fines.

La distribution de ces fibres est fort remarquable; elles se divisent dichotomiquement et présentent, au point de division, un corpuscule ou renflement, dont la nature est discutable, et qui ressemble aux noyaux des fibres pâles. A vrai dire, il ne s'agit pas toujours d'une division des fibres, car les deux ou trois rameaux qui se réunissent au niveau du corpuscule ou renflement sont très-souvent d'égale épaisseur; il semble qu'on soit en présence d'un véritable réseau de fibres pâles formant des mailles irrégulières.

De ce réseau naissent des fibres de deux ordres nouveaux, qui sont les suivantes :

3° *Fibres pâles de 2e ordre.*— Ce sont des fibres très-fines, dont l'épaisseur est de 0,8 à 1,10 micra, et qui présentent des noyaux de 3 de large et 8 de long, s'avançant entre les fibres musculaires lisses; elles se subdivisent dichotomiquement, pour donner naissance à des rameaux plus fins.

4° *Fibres pâles de 3e ordre,* faisant suite aux précédentes, présentant des nodules à leur origine et au point où elles se divisent dichotomiquement; ces fibres ont au plus 0,15 micra de large, on les reconnaît surtout à leurs noyaux, qui ont 0,15 micra dans le sens de la fibre, et 0,2 en largeur. Par certains réactifs, elles ont un aspect variqueux, analogue à celui que Klebs a décrit pour les fibrilles nerveuses de la vessie; les fibres forment le véritable réseau terminal; en effet, leurs divisions extrêmes constituent les fibrilles terminales qui sont l'extrémité des nerfs.

TERMINAISON. — Pour Frankenhæuser, ces fibrilles

terminales pénètrent dans la fibre musculaire lisse et s'arrêtent au nucléole du noyau; lorsqu'il y a deux nucléoles, on peut observer deux terminaisons. La terminaison réelle n'est pas le nucléole, mais un renflement ponctiforme, en bouton, qui ne dépasse jamais 1,6 micra en longueur avec une épaisseur moindre, ce qui permet de le distinguer du nucléole, qui a ordinairement 3 à 5 micra de diamètre.

La fibre terminale, avant de pénétrer dans la fibre musculaire lisse, présente un petit nodule duquel partent ordinairement trois branches; l'une est formée par la fibrille nerveuse du dernier réseau, les deux autres en sont la bifurcation. Un des filets se rend dans le nucléole d'une fibre lisse et s'y termine; l'autre se rend dans un noyau d'une fibre lisse voisine, d'où résulte une anastomose entre les divers filets terminaux. Quelquefois les fibrilles de bifurcation se rendraient chacune à un des deux nucléoles d'un même noyau.

J'ajouterai peu de remarques à ce résumé de la description de Frankenhæuser ; j'ai discuté ailleurs (Ch. IV) le mode de terminaison. Quant à la distribution même des fibres nerveuses, j'ai pu constater sur la chienne, la femelle du rat et du cochon d'Inde, l'exactitude des descriptions de Fraukenhæuser, sur le cochon d'Inde j'ai plusieurs fois observé des rameaux composés de quatre fibres à moelle, qui se transformaient à leur première division dichotomique en fibres rubanées. Les dimensions étaient conséquemment plus considérables, soit 25 micra pour les rameaux de fibres à moelle et 23 micra pour les fibres rubanées qui en naissaient ; d'ailleurs les noyaux avaient le volume indiqué par Frankenhæuser. En outre, il m'a paru que les fibres pâles dépassaient souvent le volume indiqué par cet auteur.

Résumé.— Les nerfs qui se rendent à l'utérus naissent des plexus des ligaments larges, composés de fibres à moelle et de fibres pâles ; ils forment un premier réseau duquel naissent des fibres pâles à noyau, celles-ci se ramifient, en général, dichotomiquement et servent d'origine à un dernier réseau de fibres pâles caractérisé par la présence des nodules.

Nous retrouvons, avec quelques modifications secondaires, les divisions générales que nous avons admises, c'est-à-dire un plexus d'origine fondamental situé en dehors de l'utérus ou du muscle lisse, un réseau intermédiaire commun au ligament large et aux faisceaux externes de l'utérus, enfin un réseau intramusculaire qui, situé dans l'utérus, entre les fibres musculaires lisses, donne origine aux fibres terminales.

Les particularités propres à l'utérus sont, d'une part, la possibilité de distinguer, comme l'a fait Frankenhæuser, dans le plexus intra-musculaire, une portion réticulaire et une portion formée de fibres fines, non disposées en réseaux, mais formant des ramifications grêles entre les faisceaux de fibres lisses. En d'autres termes, c'est dédoubler le réseau intra-musculaire. D'autre part, on remarquera l'absence de ganglions sur le trajet des nerfs; il semblerait y avoir exception au mode ordinaire de distribution nerveuse, j'ai déjà cherché à montrer que le plexus fondamental n'est pas limité aux bords de l'utérus, mais qu'il faut y joindre les ganglions péri utérins. En effet, Frankenhæuser a démontré que non-seulement ces gros ganglions, appliqués des deux côtés de la base du col, sont composés d'un grand nombre de petits ganglions, mais aussi qu'à côté d'eux existe une série de ganglions presque microscopiques, situés sur le trajet des nerfs, qui de ce plexus ganglionnaire remontent vers les bords de l'utérus pour pénétrer dans cet organe. Il y a donc ici, en réalité, des ganglions sur le trajet des nerfs destinés aux muscles lisses.

NERFS DU LIGAMENT LARGE.

On retrouve, dans les muscles lisses du ligament large, les analogues des nerfs de distribution intra-utérine, seulement les fibres pâles naissent plus directement des fibres à moelle, c'est-à-dire que les origines latérales par transformation d'une fibre à moelle en fibre rubanée, sont la disposition la plus ordinaire. En outre, dans le ligament large, on retrouve des fibres pâles ou rubanées qui naissent du plexus péri-utérin, et se rendent soit dans les vaisseaux, soit dans les faisceaux de muscles lisses qui sont si abondants entre les deux laxus du ligament large.

On observe donc, dans cette partie des annexes de l'utérus, à la fois le plexus destiné à l'utérus, et des plexus spéciaux aux fibres lisses du ligament large, lesquels se comportent vis-à-vis de ces faisceaux comme partout ailleurs, mais le plexus intra-musculaire a des mailles très-larges, et mérite à peine le nom de plexus ; les terminaisons se voient facilement dans le ligament large qui est resté un lieu d'élection pour leur préparation.

Modifications des nerfs pendant la grossesse. Nerfs dans un liomyome utérin et dans une hypertrophie du col.

Signalée par Tiedemann, mise en doute par Snow Beck, et Jobert de Lamballe, la modification des nerfs de l'utérus, pendant la grossesse, a été démontrée par Remak, Kilian, et Frankenhæuser. Elle porte sur la nature des fibres nerveuses ; extérieurement elles deviennent plus apparentes, plus mates, et le microscope a donné l'explication de ce phénomène, en démontrant qu'à la fin de la grossesse on ne trouve que des fibres à double contour, dans le plexus d'origine des nerfs de l'utérus, tandis qu'à toute autre époque, les fibres pâles ou embryonnaires sont beaucoup plus abondantes, la production nouvelle de cellules ganglionnaires dans les plexus péri-utérins n'est pas démontrée ; sur ce point de nouvelles recherches sont nécessaires.

D'autre part, nous rappellerons que le Dr Hertz a décrit des terminaisons nerveuses dans les fibres d'un liomyome utérin (Virchow's *Archives*, mars 1869, 46e Bd.).

J'ai pu également constater la présence de fibres pâles du réseau intra-musculaire dans un col utérin atteint d'hypertrophie par élongation, qui m'avait été remis par M. le professeur Dolbeau, immédiatement après l'ablation. Leur présence m'avait échappé au premier moment, mais j'ai pu les voir sur des préparations fines, et parfaitement conservées, après durcissement dans le chlorure de palladium.

Technique. — Le ligament large convient très-bien à la recherche des terminaisons nerveuses dans les fibres lisses, surtout chez des lapines amaigries. C'est là que Frankenhæuser les a d'abord étudiées.

On peut employer la macération dans l'esprit de bois, l'acide chromique très-dilué, ou le chlorure d'or et de potassium.

L'esprit de bois a cet avantage qu'il permet de séparer les deux lames du ligament large et d'isoler le feuillet postérieur, de manière à obtenir des faisceaux de fibres lisses et des rameaux nerveux, en les isolant du réseau vasculaire qui est plus rapproché du feuillet extérieur. On utilisera avec profit les faisceaux de fibres lisses qui, chez les rongeurs principalement, existent vers les bords des cornes, ou vers le fond de l'utérus, au niveau de l'origine des cornes.

Il faut étudier sur des utérus gravides : on sépare aisément de longs lambeaux sur les cornes, alors qu'elles renferment encore le fœtus. La distension naturelle facilite beaucoup l'ablation des faisceaux superficiels.

Le ligament large convient également très-bien pour l'étude des nerfs vasculaires.

CHAPITRE XI

DES NERFS DU CONSTRICTEUR ET DU DILATATEUR DE LA PUPILLE.

Historique. — Il y a longtemps qu'on admet que des nerfs se distribuent à l'iris, mais l'étude de leur mode de terminaison, apparente ou réelle, est plus récente. Déjà Treviranus avait suivi, dans les yeux du nerval, des réseaux nerveux jusqu'au bord interne de l'iris. Valentin examinant à la loupe, Pappenheim et Ch. Kraüse avaient cru que ces nerfs se terminaient en anses; de plus, Bochdalch, 1850; De Ruiter, 1853, et Arnold (*Handbuch. der. Anal.*, II, Bd.), avaient vu que de ces anses naissent de nouveaux rameaux, et l'on était porté généralement à admettre des terminaisons en extrémités libres. C'est J. Arnold qui, en 1863, a donné la description la plus complète des nerfs de l'iris. C'est pourquoi nous en résumerons les points principaux.

Description. — Les nerfs de l'iris proviennent des nervuli ciliares ou nerfs ciliaires qui, au nombre de quinze à dix-huit troncs, traversent la sclérotique, et, après avoir fourni des rameaux à la choroïde, vont former dans le muscle ciliaire un plexus ganglionnaire épais et serré, qui porte le nom de ganglion orbiculaire ou orbiculus gangliosus. Une partie des rameaux qui en naissent se distribuent au muscle ciliaire et à la cornée, les autres forment les nerfs de l'iris.

Comme l'a bien vu Arnold, le premier fait qui a frappé les anatomistes est la disposition de ces nerfs en anses et en arcades de divers ordres, qui rappellent la distribution vasculaire. En second lieu, le mode d'anastomose ou d'union ou de division de ces nerfs, présente des particularités intéressantes; tantôt les rameaux nerveux s'accolent simplement, ou les tubes nerveux des deux faisceaux se confondent en s'anastomosant entre eux, ou bien elles forment un entre-croi sement complexe, de sorte qu'en certains points on trouve un plexus qui rappelle le chiasma des nerfs optiques.

La Fig. 10 montre un exemple de ces anastomoses complexes.

Arnold a, de plus, décrit, au centre de ces anastomoses plexiformes, des masses granuleuses au milieu desquelles serait souvent un élément cellulaire, qu'il considère comme étant de nature nerveuse. J'ai été moins heureux que lui; je n'ai pu voir d'autres renflements que des noyaux du périnèvre, ou les nodules comme ceux qui existent ailleurs; le chlorure d'or ne m'a jamais montré, sur le trajet des nerfs dans l'iris, de cellules pouvant représenter des cellules nerveuses, et là où il me semblait à un faible grossissement apercevoir une masse pouvant rappeler grossièrement un petit ganglion, un grossissement plus fort permettait de décomposer ce renflement en anastomoses plexiformes de fibres nerveuses.

La description d'Arnold est, quant au reste, très-complète; peut-être l'auteur a-t-il multiplié les réseaux et leur a-t-il assigné une distribution plus précise qu'on ne l'aperçoit ; toutefois mes recherches, suffisantes pour apprécier les données principales d'Arnold, ne me permettraient pas de les contredire dans certaines particularités. On peut résumer de la manière suivante le mode de distribution des nerfs, suivant Arnold :

On trouve dans l'iris des plexus nerveux en forme d'anses élégantes ; pour en apprécier la disposition, il faut partager l'iris en trois zones : l'une externe, correspondant au bord adhérent de l'iris ; l'autre interne, correspondant au bord pupillaire ; enfin, une moyenne, les séparant ; chaque zone a à peu près la largeur d'un tiers de l'iris.

Dans la zone externe existent des rameaux nerveux, se divisant dichotomiquement, composés de fibres à moelle, et formant des anses d'où naissent des fibres pâles qui s'avançant dans les autres zones constitueraient un plexus terminal à la face postérieure de l'iris. Dans la même zone, des fibres à moelle forment un plexus à anses, situé à la face antérieure de l'iris, et qui d'une part communique avec le plexus du muscle ciliaire, et d'autre part, pénétrent dans la zone moyenne, où elles forment un plexus à mailles plus fines, et dont les rameaux renferment encore des fibres à moelle. Enfin, dans la zone interne, on trouve des réseaux encore plus fins, composés de fibres pâles, et qui se distribuent dans le constricteur. Les réseaux des trois zones sont unis par des fibres pâles et des fibres à moelle.

Pour Arnold le réseau de la face postérieure est composé de fibres du grand sympathique ; celui des deux zones externes et de la face antérieure serait composé de fibres sensitives, et celui de la zone du constricteur serait formé de fibres motrices.

Quant aux terminaisons, Arnold a vu simplement des fibres pâles qui s'insinuent entre les faisceaux du sphincter.

Pour nous, profitant de ces données, et ne considérant des nerfs que ce qui se rapporte aux fibres musculaires lisses, nous envisageons la distribution nerveuse comme concordant assez bien avec le type commun.

Il y a pour les muscles lisses de l'iris, *constricteur et dilatateur*, un plexus fondamental, constitué par le plexus ganglionnaire ciliaire, et par les rameaux de la première zone, c'est-à-dire du tiers externe de l'iris. Des anses de ce plexus naissent des rameaux qui forment des anses plus étroites et qui longent les cloisons formées par les branches rayonnées du muscle dilatateur, où même les croisent et les entourent de leurs anses. C'est un plexus intermédiaire. Celles-ci existant, ces rameaux donnent naissance à des filets composés de fibres pâles ou de cylindres d'axe, qui, réunis deux à deux ou isolés, constituent un réseau intra-musculaire, visible surtout dans le sphincter. Ce réseau fournit des fibrilles qui se terminent dans les fibres musculaires lisses, soit dans le noyau, soit à la surface, comme partout ailleurs.

Pour les fibres du *dilatateur*, le réseau intra-musculaire est moins prononcé ; il m'a paru que des fibrilles très-fines naissent directement des fibres nerveuses qui longent les diverses branches constituant le dilatateur.

On trouve, sur les fibres du plexus intra-musculaire,

des nodules ou renflements, peut-être moins prononcés ici qu'ailleurs.

Tel est l'ensemble des faits qu'on observe dans l'iris du lapin et du rat albinos, très-favorables pour l'étude ; il est probable qu'ils sont analogues chez d'autres animaux, mais il y a alors de grandes difficultés d'observation.

En effet, on sait que le dilatateur a été nié ; comme H. Müller et Kolliker, je ne puis croire à une confusion possible dans l'aspect du dilatateur, on voit, dans l'œil non pigmenté du rat et du lapin, des rayons allongés qui, naissant dans le constricteur, se dirigent perpendiculairement aux faisceaux circulaires et peuvent être suivis jusque vers le bord adhérent de l'iris. Par le chlorure de palladium et par le chlorure d'or, qui colorent en jaune et en rouge les faisceaux de fibres lisses, on peut très-bien distinguer les fibres lisses et leurs noyaux, des vaisseaux et des nerfs qui les accompagnent.

On voit, comme l'ont figuré H. Müller et Kolliker, les faisceaux rayonnés du dilatateur s'épanouir et se continuer avec les fibres circulaires, formant au bord du sphincter un entre-croisement remarquable.

———

CHAPITRE XII

NERFS DES MUSCLES LISSES DES CANAUX EXCRÉTEURS, NERFS DE L'URETÈRE.

Je ne puis qu'ébaucher ce chapitre, et je le signale plutôt pour indiquer les recherches à compléter, car nous connaissons fort peu de chose à l'égard des nerfs qui se rendent dans les muscles lisses des divers conduits glandulaires.

Pour un certain nombre des canaux excréteurs à fibres lisses, on a bien indiqué des nerfs pénétrant dans l'épaisseur du conduit, mais, à notre connaissance, dans aucun travail spécial, on n'a cherché le mode de terminaison des nerfs par rapport aux muscles eux-mêmes.

Toutefois, Manz a signalé dans les conduits excréteurs de diverses glandes, chez les oiseaux, l'existence d'un plexus ganglionnaire situé sous la couche muqueuse.

Je n'ai pu encore faire des recherches étendues sur ce sujet, que je me propose d'étudier.

Cependant, j'ai reconnu dans les couches musculaires complexes des uretères chez le chien, des réseaux nerveux très-riches qui, dans leur mode de distribution, peuveut être comparés aux trois réseaux du type commun.

Le *plexus d'origine* siége dans la gaîne celluleuse

de l'uretère ; il est formé de nerfs assez volumineux, je n'y ai pas rencontré de gros ganglions ; mais, sur une préparation, il m'a semblé reconnaître un renflement ganglionnaire composé de deux cellules nerveuses ; au contraire, on rencontre des anastomoses plexiformes nombreuses. Les rameaux issus du plexus fondamental, parmi lesquels on constate des fibres à moelle, accompagnent ordinairement les vaisseaux et servent d'*intermédiaire* entre le plexus fondamental et le plexus *intra-musculaire*. Celui-ci est difficile à voir, mais on en retrouve des portions sur des préparations dilacérées. Sur les rameaux de ce plexus existent des nodules ou renflements très-développés.

Enfin, j'ai pu constater que les fibrilles terminales et les terminaisons sont identiques au type unique.

Ces notions ne nous permettent pas encore d'établir une description générale du mode de distribution des nerfs aux canaux excréteurs, mais elles permettent d'espérer qu'on pourra lui reconnaître les caractères communs qu'elle présente ailleurs.

Nous donnerons comme exemple les dimensions de diverses parties du plexus uretérique chez le chien.

Les troncs du plexus fondamental ont ordinairement 30 à 50 micra ; on y trouve des rameaux nombreux qui n'ont que 20 micra (avec trois tubes à moelle); des nerfs de 50 micra peuvent ne renfermer que quatre tubes à moelle, variant en épaisseur entre 5 à 10 micra. J'ai rencontré une masse ovoïde, irrégulière, et colorée en violet foncé par le chlorure d'or, que je considère comme un ganglion, bien que les cellules ganglionnaires n'y fussent pas distinctes ; il mesurait 330 micra en long et 250 en large.

Les branches émergentes ou afférentes étaient au nombre de cinq; la plus grosse ayant 40 micra d'épaisseur, les moyennes, 20 à 25 micra avec deux ou trois tubes. A ce ganglion aboutissaient quelques rameaux vasculaires qui n'avaient pas moins de 20 à 15 micra de diamètre.

Les nerfs du plexus intermédiaire ont des dimensions moindres ; on y retrouve des tubes à moelle et des fibres larges, ou des fibres pâles présentant des noyaux ; le diamètre de ces fibres nerveuses varie de 1 à 2 micra jusqu'à 20. Quant au plexus intra-musculaire, les fibres qui le composent sont d'une ténuité extrême, et mesurent de 0,25 à 1 micra.

Pour étudier l'uretère, il faut pratiquer des coupes transversales et des coupes longitudinales ; on peut, sur l'uretère ouvert et fixé par des épingles, enlever des lambeaux des diverses couches et des faisceaux musculaires.

CONCLUSIONS.

L'étude des nerfs, des muscles lisses, faite dans les principaux organes qui contiennent des fibres musculaires lisses, nous permet de formuler un certain nombre de propositions.

I° La distribution des nerfs dans les muscles lisses se fait d'une manière analogue, d'une part, chez l'homme et les vertébrés où elle a été observée, d'autre part dans les différents organes.

II° Les nerfs, avant de se terminer dans les muscles, se distribuent en trois plexus ou réseaux.

(a) *Un plexus d'origine, ou fondamental*, muni de *ganglions* nombreux et siégeant en dehors du muscle lisse, c'est-à-dire *extra-musculaire*.

(b) *Un plexus intermédiaire*, étendu du précédent au suivant, situé ordinairement entre les faisceaux principaux du muscle lisse, et qu'on peut nommer *inter-fasciculaire*.

(c) *Un plexus intra-musculaire* situé entre les fibres musculaires, dans l'intérieur des faisceaux, portant des *nodules*. Il peut être appelé plexus *intra-fasciculaire*.

III° Du plexus intra-musculaire naissent des *fibrilles nerveuses terminales*, extrêmement grêles, mesurant de 0,1 à 0,2 micra (1 à 2 dix-millièmes de millimètre) qui, après s'être divisées une ou deux fois dichotomiquement entre les fibres musculaires lisses, pénètrent dans ces éléments pour se terminer par un *renflement ponctiforme*, ou en bouton, mesurant 0,1 à 0,2 micra dans les deux sens.

IV° *La terminaison de la fibrille* siége ou dans le noyau de la fibre lisse ou au voisinage du noyau ; elle peut être située dans la fibre lisse ou à la surface de cet élément anatomique, ou enfin dans la substance intermédiaire qui unit les fibres lisses entre elles.

V° Pour une seule fibre lisse, il peut y avoir plusieurs terminaisons, et une des fibrilles terminales peut, en se divisant, se rendre à plusieurs fibres lisses voisines.

VI° La terminaison se fait d'une manière identique, et dans les divers organes et dans les divers animaux vertébrés où elle a été observée.

VII° Les différences de la distribution nerveuse dans les organes en particulier, et chez divers animaux, portent exclusivement sur le plexus fondamental et le plexus intermédiaire, sur la richesse et la forme de ces plexus, sur la quantité relative de fibres à moelle et de fibres pâles, et enfin sur le nombre et la situation des ganglions nerveux.

INDEX BIBLIOGRAPHIQUE.

ARNOLD (J.). Ueber die nerven und das Epithelium der iris.

Virchows' Archiv. 27 Bd., 1863, p, 345 à 374. Sur les nerfs et l'épithélium de l'iris.

Travail très-complet, avec indications bibliographiques. Description des nerfs de l'iris, dessins, etc.

ARNOLD (J.). Das gewebe der organischen muskeln. Leipzig, 1869, ind 22 pages et planche.

Monographie complète sur les fibres musculaires lisses, résumant l'état de la science sur le sujet.

AUERBACH. Ueber ein plexus myentericus.

L'auteur décrit le plexus ganglionnaire, situé entre les deux couches de fibres lisses de l'estomac et de l'intestin.

BEALE (L.). Les diverses publications de cet auteur sont résumées par lui in « New observations upon the structure and fonction of nervous centres. London, 1864. »

Il indique les nerfs des vaisseaux. On consultera également, pour les nerfs de la vessie, les mémoires suivants du même auteur :

Archiv of medicine, Vol. III; 1862. Proceedings of royal Society; 1862 ;

Quaterly journal of medical science; 1864.

BILLROTH. Einige beobachtungen übedas ansgedehnte vorkommen von nerven anastomosen ein tractus intestinalis.

Archiv für physiologie. Reichert in Dubois Raymond ; 1858, p. 148 à 158.

Confirmation du plexus de Meissner chez l'homme.

BREITER, U. FREY.

Zur Kenntniss der ganglien in der darmwand des menschen.

Zeitschrift f. zoologie ; 1861-1862 ; 21.

Confirmant l'existence du plexus de Meissner ; il s'observe chez le fœtus et les nouveau-nés dans le processus vermiforme. — Dessins.

Frankenhæuser.

Die nerven der Gebaermutter und ihre endigung in den glatten muskel fasern. Iena. F. Mauke. 1867. In-4, 82 pages, 8 planches gravées.

Remarquable monographie sur les nerfs de l'utérus, que l'auteur poursuit depuis leur origine jusqu'à leur terminaison.

Gimbert. De la structure des artères..

In journal de l'anatomie, 1865, nos 5 et 6.

L'auteur signale des nerfs et des ganglions accolés aux vaisseaux de la grenouille; il les figure, et s'appuie sur les travaux inédits de Ordonez, ainsi que sur les leçons de M. Robin, dans lesquelles ont été signalés des nerfs vasculaires sur le trajet de divers vaisseaux.

His. Ueber die Endigung der Gefass nerven. Wirchows' Archiv. Bd. 28.

L'auteur décrit le plexus de la tunique externe, et suit les ramifications jusqu'à la musculaire dans les vaisseaux mésentériques de la grenouille.

Kilian. Die structur des uterus bei thieren, Zeitschrift für ration. medicin. Bd. VIII et IX, 1858-59.

Recherches sur la structure et le développement de l'utérus.

Il a vu des nerfs surtout dans le col et dans le ligament large, et les a suivis jusque dans l'utérus.

Klebs. Virchows' Archiv. Bd. 32: 1865.

Die nerven der organischen muskelfasern.

Il décrit les nerfs et les fibrilles variqueuses terminales du réseau intra-musculaire, et n'a jamais vu de fusion entre la fibre lisse et la substance nerveuse.

Koch. Ueber das Vorkommen von ganglienzellen an der nerven das uterus. Goëttingen, 1865.

Description du plexus ovarien. Il a vu des nerfs pénétrant dans l'utérus de la taupe et s'y ramifiant.

Kœlliker. Zeitschrift f. wissenschafslich Zoologie. Bd. 12; 1863.

Untersuchung über die letzen endigungen der nerven.

L'auteur, étudiant la terminaison des nerfs dans les muscles de la grenouille, a constaté un filet nerveux pénétrant dans un vaisseau.

Citons également le Traité d'histologie, la 5e édition en voie de traduction. Dans les divers chapitres consacrés aux viscères, à l'iris, aux vaisseaux, etc., se trouvent des indications utiles sur la distribution, mais non sur la terminaison.

Kollman. Ueber den verlauf der lungenmagen nerven in der Bauchhohle.

Zeitschrift f. zoologie. (Siebold in Kœlliker). Bd. X, p. 413; 1851.

Belle description anatomique du nerf pneumogastrique, avec planches. L'auteur admet le plexus de Meissner.

Körner. De nervis uteri Breslauer Dissertat. ; 1863.

L'auteur décrit la structure des ganglions péri-utérins et le plexus fondamental.

Krause (C.). Handbuch der anatomie, 2e édit. ; 1841.

Il signale des ganglions dans le muscle ciliaire.

Krause (W.). Anatomische untersuchungen ; 1861. Hannover.

Ce travail résume tout ce qui a été fait antérieurement sur la distribution des nerfs aux viscères, et sur les cellules ganglionnaires périphériques.

Lehmann. Zeitschrift f. Wissens. Zoologie. Bd. XIV; 1864.

Il a vu des ganglions dans la paroi des vaisseaux, artères et veine-cave de la grenouille.

Manz. Die nerven und ganglien der saugethierdarms.

Bericht der natur forstenden gesellschaft zu Friburg. Bd. 11 ; 1859.

Il complète les recherches de Meissner, sur l'intestin de l'homme, du lapin, du veau, du mouton, du porc.

Meissner. Ueber die Nerven der Darmrand. — (Zeitschrift für rationnelle medicin ; 1856-57.)

Description d'un plexus ganglionnaire sous-muqueux dans l'intestin.

Muller (H.). Wurburger Verhandlungen. Bd. X ; 1859.

Ganglions et plexus dans le muscle ciliaire.

Remak. Ueber ein selbstandiges darm nerven system ; 1847. V. aussi in Mullers' Archiv ; 1852, p. 189. — Ganglien der nerven des Nahrungsrohre.

Dans ce dernier mémoire, Remak a lui-même réclamé la priorité de la découverte des ganglions du tube digestif. Il rappelle qu'en 1840 il a trouvé des ganglions microscopiques sur le trajet des glosso-pharyngiens, en 1852 sur le lingual, et dans la paroi de l'estomac et de la vessie.

Schaffner. Zeitschrift fur ration. medic. Bd. IX ; 1849, p. 242 ; et Bd. X ; 1851, p. 208.

Décrit des ganglions périphériques dans les couches musculaires de l'intestin de la souris et des amphibiens.

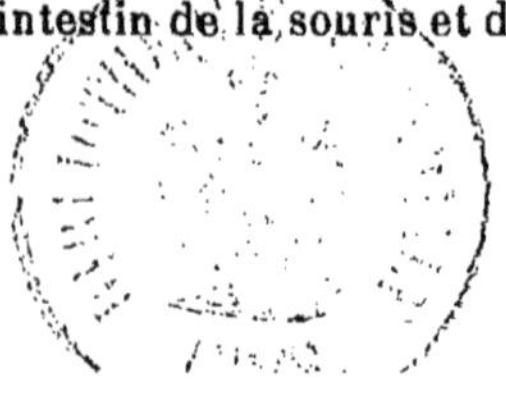

EXPLICATION DES PLANCHES.

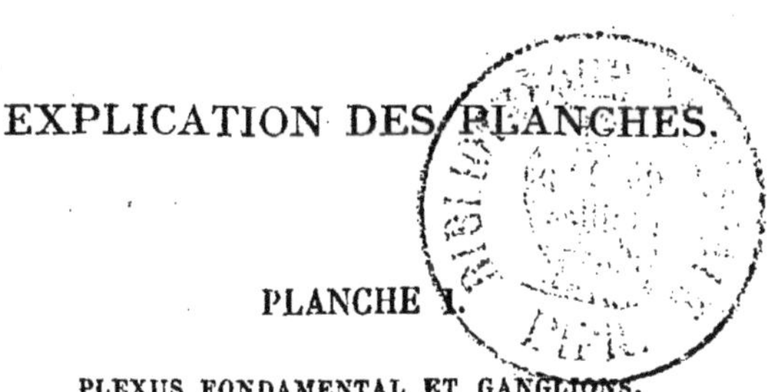

PLANCHE I.

PLEXUS FONDAMENTAL ET GANGLIONS.

Fig. 1. Plexus d'Auerbach dans l'intestin du cochon d'Inde. On voit les formes dessous les ganglions et les rameaux nerveux qui les unissent.

Fig. 2. Deux ganglions volumineux de la vessie du chien, et un ganglion accessoire uni au ganglion de droite.

Grossissement, 35 diamètres.

Fig. 3. Ganglion de la vessie de l'homme situé sur le trajet de deux fibres à moelle.

Fig. 4, 5, 6, 7, 8. Ganglions de la vessie de l'homme sur le trajet d'un rameau nerveux.

Grossissement, 108 diamètres.

Fig. 9. Les mêmes glanglions dans leur distance respective.

Grossissement, 30 diamètres environ. La distance réelle varie de 1 millimètre à 1 mill. 1/2.

Fig. 10. Plexus anastomotique de l'iris du rat blanc formé par des fibres à moelle.

Grossissement, 164 diamètres.

Fig. 11. Ganglion situé sur le trajet des nerfs de la pie-mère du cochon d'Inde.

Grossissement, 164 diamètres.

Fig. 12. Ganglion de l'estomac du chien, pris entre la couche longitudinale et la transversale.

Grossissement 164 diamètres.

PLANCHE II.

PLEXUS INTERMÉDIAIRE, INTRA-MUSCULAIRE ET FIBRILLES TERMINALES.

Fig. 13. Plexus intra-musculaire de l'estomac d'un chien. Les trois gros rameaux appartiennent font suite au plexus intermédiaire.

Grossissement, 218 diamètres.

Fig. 14. Réseau intra-musculaire de la vessie du chien. Ce réseau est uni à un rameau du plexus intermédiaire situé en haut et à gauche, dans lequel on voit un gros noyau.

Grossissement, 321 diamètres.

Fig. 15. Réseau intra-musculaire de la vessie du chien. On voit en haut un rameau transversal ; il naît d'un tronc plus gros longitudinal qui appartient au plexus fondamental. On remarquera les mailles du réseau intra-musculaire avec ses nodules ou renflements. De ce réseau naissent des fibres qui se prolongent entre les fibres musculaires lisses et qui portent des nodules ponctiformes ; on voit en partie les fibres terminales.

Grossissement, 328 diamètres.

Fig. 16. Portion de fibre lisse de l'intestin du cochon d'Inde, fibrilles nerveuses terminales, avec leurs divisions dichotomiques, et les renflements ponctiformes à l'extrémité et au niveau des divisions.

Fig. 17. Fibre lisse de l'estomac du chien, même signification.

Fig. 18, 19, 20. Noyaux de fibres musculaires lisses pris dans le ligament large du lapin. On voit la fibrille terminale s'arrêter dans le noyau (20), ou bien s'y bifurquer (19), ou bien le traverser complétement (18).

Fig. 21. Plusieurs ramifications des fibres de terminaisons, avec renflements terminaux situés en des parties diverses des fibres musculaires lisses.

Fig. 22, 23, 24. Fibres terminales et terminaison des nerfs dans les fibres musculaires lisses de la vessie du chien. Dans la *fig.* 23, on voit un des nodules qui siégent au niveau d'une bifurcation de fibre terminale, dans les *fig.* 22 et 24, le renflement terminal est nettement situé en dehors de la fibre lisse.

N. Les *figures* 16 à 24 ont été dessinées à la chambre claire avec l'objectif à immersion nº 8 de Nachet et l'oculaire 2. Elles ont été réduites pour le dessin, et ne représentent plus qu'un grossissement de 500 diamètres; les fibrilles et les renflements ont été un peu exagérés comme diamètre, dans le but de les rendre plus apparents qu'ils ne le sont en réalité.

PLANCHE III.

NERFS DES VAISSEAUX.

Fig. 25. Portion de carotide de lézard, 50 diamètres, montre les rameaux du plexus fondamental, ainsi que le plexus de la tunique externe, les ganglions et les renflements qu'on y remarque.

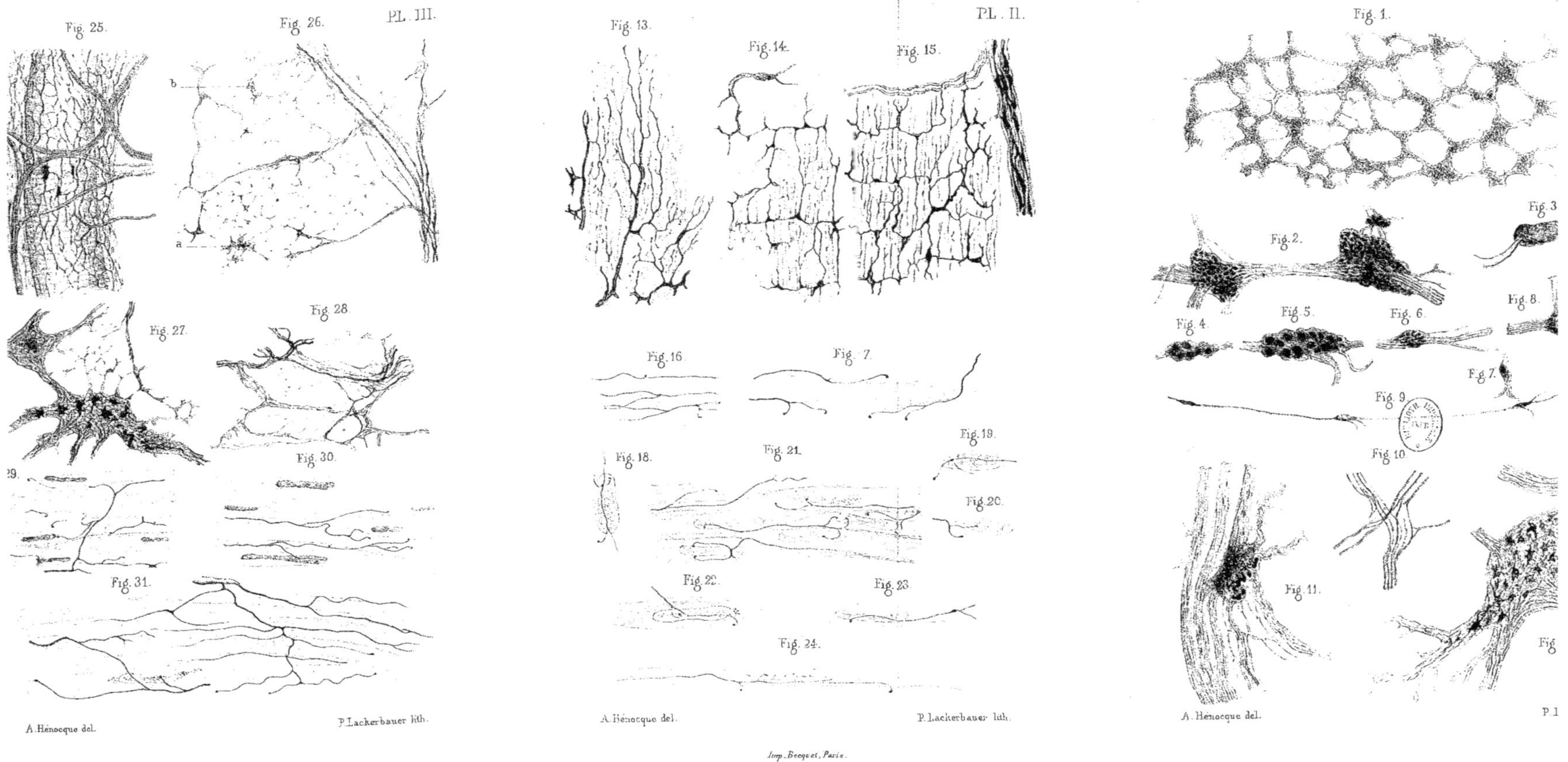
PL. III.
Fig. 25.
Fig. 26.
b
a
Fig. 27.
Fig. 28
29.
Fig. 30.
Fig. 31.
A. Hénocque del.
P. Lackerbauer lith.
PL. II.
Fig. 13.
Fig. 14.
Fig. 15.
Fig. 16.
Fig. 7.
Fig. 18.
Fig. 21.
Fig. 19.
Fig. 20.
Fig. 22.
Fig. 23.
Fig. 24.
A. Hénocque del.
P. Lackerbauer lith.
Imp. Becquet, Paris.
Fig. 1.
Fig. 2.
Fig. 3
Fig. 4.
Fig. 5.
Fig. 6.
Fig. 8.
Fig. 7.
Fig. 9.
Fig. 10.
Fig. 11.
Fig
A. Hénocque del.
P. I

Fig. 26. Plexus de la tunique externe de la carotide du chien. 108 diamètres. On voit à droite des rameaux du plexus intermédiaire, d'où naissent des branches transversales qui donnent origine au plexus de la trachique externe, à mailles irrégulières présentant des nodules, des ganglions (*a*) et un plexus anastomotique (*b*). Des rameaux fins qui naissent de ces mailles siégent à la surface de la tunique musculaire et y pénètrent.

La *fig.* 27 représente à un grossissement de 321 diamètres un gros ganglion et un renflement contenant une cellule nerveuse, située en *a* dans la *fig.* 26.

On voit nettement des cellules ganglionnaires multipolaires dans le ganglion, puis des nodules dans les rameaux qui en sortent et forment un réseau de fines mailles qui se prolongent dans la tunique musculaire.

Fig. 28. Le plexus anastomotique situé en *b* (*fig.* 26).

Les *fig.* 29 et 30 représentent les fibres nerveuses de la couche circulaire de fibres musculaires lisses de l'artère ombilicale dans le cordon de l'enfant à terme. On voit des fibrilles et des renflements terminaux siutés en diverses parties de la fibre musculaire lisse ou entre ces éléments.

La *fig.* 31 représente des fibres nerveuses intra-musculaires dans une artère de l'homme. On voit des nodules au niveau des bifurcations, et en bas une fibrille terminale avec son renflement situé vers un des pôles d'un noyau.

Les *fig.* 29, 30, 31 ont été dessinées à la chambre claire avec l'objectif Nachet n° 8 à immersion, puis réduites pour le dessin à un grossissement de 650 diamètres environ.

N. B. Je donne les diamètres correspondant à l'échelle des dessins; mais, pour beaucoup, les détails sont étudiés à un grossissement plus considérable et figurés dans leurs dimensions relatives.

A. Parent, imprimeur de la Faculté de Médecine, rue Mr-le-Prince, 31.

TABLE DES MATIÈRES

A. Parent, imprimeur de la Faculté de Médecine, rue Mr-le-Prince, 31.

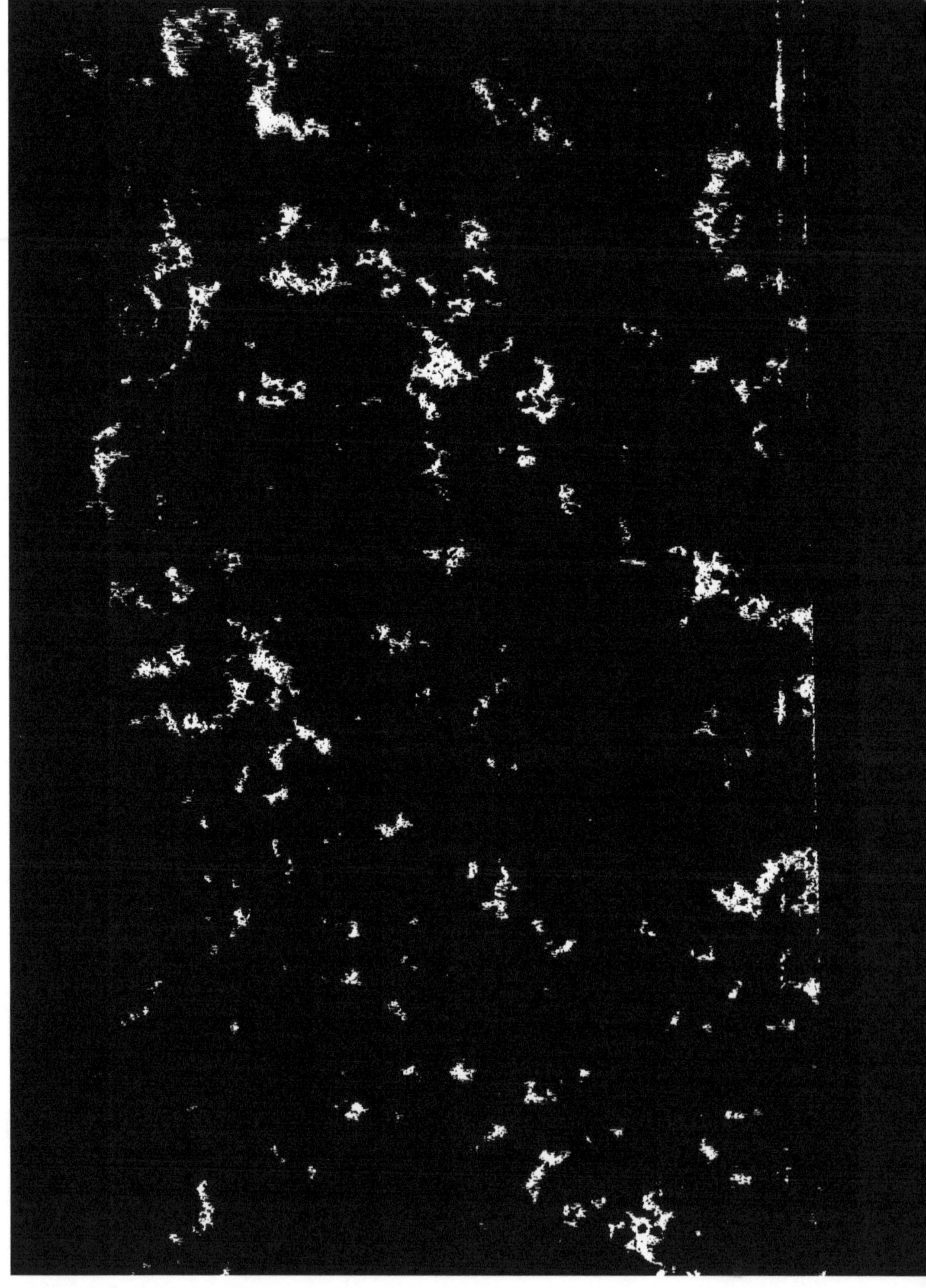

www.ingramcontent.com/pod-product-compliance
Ingram Content Group UK Ltd.
Pitfield, Milton Keynes, MK11 3LW, UK
UKHW012238240726
13966UKWH00003B/1147